全国中医药专业技术资格考试
中药专业(中级)考前冲刺

《全国中医药专业技术资格考试中药专业(中级)考前冲刺》编委会　编

中国中医药出版社
·北　京·

图书在版编目（CIP）数据

全国中医药专业技术资格考试中药专业（中级）考前冲刺/《全国中医药专业技术资格考试中药专业（中级）考前冲刺》编委会编．—北京：中国中医药出版社，2018.12

全国中医药专业技术资格考试通关系列

ISBN 978-7-5132-5288-1

Ⅰ.①全… Ⅱ.①全… Ⅲ.①中药学-资格考试-自学参考资料 Ⅳ.①R28

中国版本图书馆CIP数据核字（2018）第240827号

中国中医药出版社出版

北京市朝阳区北三环东路28号易亨大厦16层
邮政编码 100013
传真 010-64405750
山东百润本色印刷有限公司印刷
各地新华书店经销

开本787×1092 1/16 印张12.25 字数304千字
2018年12月第1版 2018年12月第1次印刷
书号 ISBN 978-7-5132-5288-1

定价 49.00元
网址 www.cptcm.com

答 疑 热 线 010-86464504

购 书 热 线 010-89535836

维 权 打 假 010-64405753

微信服务号 zgzyycbs

微商城网址 https://kdt.im/LIdUGr

官方微博 http://e.weibo.com/cptcm

天猫旗舰店网址 https://zgzyycbs.tmall.com

如有印装质量问题请与本社出版部联系（010-64405510）
版权专有 侵权必究

使 用 说 明

为进一步贯彻国家人力资源和社会保障部、卫生健康委及国家中医药管理局关于全国卫生专业技术资格考试的有关精神,进一步落实中医药专业技术资格考试的目标要求,国家中医药管理局人事教育司委托国家中医药管理局中医师资格认证中心颁布了最新版《全国中医药专业技术资格考试大纲》。

为了配合新大纲的实施,帮助考生顺利通过考试,我们组织高等中医药院校相关学科的优秀教师团队,依据新大纲编写了相应的《全国中医药专业技术资格考试通关系列丛书》。

本书习题按照新大纲,根据历年真卷考点出现频率进行排布,与真实试题相似度极高。力求让考生感受最真实的专业技术资格考试命题环境,使考生在备考时能够对考试的整体情况有更全面的认识和把握,在阶段性复习和临考前能够全面了解自身对知识的掌握情况,做到查缺补漏、有的放矢。

目　　录

中药学	1
中药化学	25
方剂学	36
中医学基础	60
中药药理学	79
药事管理学	96
中药炮制学	118
中药鉴定学	127
中药药剂学	146
中药调剂学	166

中药学

一、A 型题（单句型最佳选择题）

答题说明：

以下每一道考题下面有 A、B、C、D、E 五个备选答案。请从中选择一个最佳答案。

1. 中药毒性的含义是
   A. 配伍不当出现的反应
   B. 药不对证出现的不良反应
   C. 常规剂量出现的与治疗无关的不适反应
   D. 中药的偏性
   E. 服药后出现的过敏反应

2. 下列选项中,不属于妊娠绝对禁忌的中药是
   A. 麝香
   B. 水蛭
   C. 半夏
   D. 三棱
   E. 斑蝥

3. 与所治疾病的病势相对应的中药性能是
   A. 四气
   B. 五味
   C. 升降浮沉
   D. 归经
   E. 有毒无毒

4. 补虚中药的药味多是
   A. 甘
   B. 辛
   C. 苦
   D. 咸
   E. 酸

5. 归经的含义是
   A. 中药有无毒副作用
   B. 中药有寒、热、温、凉四种性质
   C. 中药有升、降、浮、沉的作用趋势
   D. 中药对于机体某部分的选择性作用
   E. 中药有辛、甘、酸、苦、咸五种基本滋味

6. 性味属阳的是
   A. 辛、甘,寒
   B. 辛、苦,热
   C. 甘、淡,温
   D. 酸、苦,温
   E. 辛、甘,热

7. 确定药物归经理论基础是
   A. 药性理论
   B. 阴阳学说
   C. 脏腑经络理论
   D. 整体观念
   E. 药味理论

8. 有沉降性质的性味是
   A. 苦,温
   B. 辛,寒
   C. 苦,寒
   D. 咸,温

E. 甘,寒

9. 非寒凉性所表示的作用是
   A. 清热泻火
   B. 清解热毒
   C. 开窍醒神
   D. 凉血滋阴
   E. 清热燥湿

10. 下列各项,不属苦味药作用的是
    A. 通泄
    B. 降泄
    C. 燥湿
    D. 清泄
    E. 行气

11. 五味的阴阳属性,属阳的一组是
    A. 辛、甘、咸
    B. 酸、苦、淡
    C. 甘、淡、苦
    D. 辛、甘、淡
    E. 辛、苦、酸

12. 具有发散作用的药味是
    A. 酸
    B. 苦
    C. 甘
    D. 辛
    E. 咸

13. 下列各项,不属温热性能作用的是
    A. 温里
    B. 温经
    C. 补火
    D. 开窍
    E. 回阳

14. 既治风湿热痹,又治湿热黄疸的药物是
    A. 茵陈

B. 垂盆草
C. 白鲜皮
D. 防己
E. 丹参

15. 善治乳痈,人称"乳痈良药,通淋妙品"的药物是
    A. 蚤休
    B. 连翘
    C. 夏枯草
    D. 蒲公英
    E. 金银花

16. 清热安胎首选的药物是
    A. 枯黄芩
    B. 子黄芩
    C. 清炒黄芩
    D. 酒黄芩
    E. 黄芩炭

17. 补益药的服药时间是
    A. 饭前服
    B. 不拘时服
    C. 多次分服
    D. 饭后服
    E. 空腹服

18. 含有易挥发性成分中药的煎煮方法是
    A. 先煎
    B. 另煎
    C. 后下
    D. 包煎
    E. 烊化兑服

19. 所谓中药的剂量,一般是指
    A. 单味药成人一日量
    B. 单味药成人一次量
    C. 单味药小儿一日量
    D. 单味药小儿一次量

E. 一剂药的分量

20. 常用盐炒增强入肾经作用的药物是
    A. 旋覆花
    B. 黄柏
    C. 柴胡
    D. 红花
    E. 淫羊藿

21. 有温经止血、安胎作用的是
    A. 艾叶
    B. 花蕊石
    C. 三七
    D. 白及
    E. 炮姜

22. 既能凉血止血,又能散瘀解毒消痈的药物是
    A. 生地黄、牡丹皮
    B. 赤芍、紫草
    C. 金银花、连翘
    D. 大蓟、小蓟
    E. 侧柏叶、茜草

23. 解表药的主要归经是
    A. 心、膀胱
    B. 肺、肝
    C. 脾、胃
    D. 肺、膀胱
    E. 肺、脾

24. 能够祛风胜湿止痛的药组是
    A. 防风、独活、桂枝
    B. 防风、藁本、羌活
    C. 羌活、紫苏、防风
    D. 紫苏、麻黄、桂枝
    E. 羌活、香薷、桂枝

25. 外感风寒表证、外感风热表证均可使用的药组是
    A. 麻黄、桂枝
    B. 紫苏、生姜
    C. 细辛、白芷
    D. 荆芥、防风
    E. 羌活、独活

26. 发散风热药共有的功效是
    A. 清热利咽
    B. 辛凉解表
    C. 清利头目
    D. 透发麻疹
    E. 清肺止咳

27. 有止血功能的解表药是
    A. 麻黄
    B. 紫苏
    C. 防风
    D. 荆芥
    E. 桂枝

28. 风寒湿邪袭表而致肢体酸痛,尤以上半身疼痛更甚者宜首选
    A. 防风
    B. 羌活
    C. 独活
    D. 桂枝
    E. 藁本

29. 既能清热燥湿,又能泻肝胆火的药物是
    A. 决明子
    B. 龙胆
    C. 黄柏
    D. 黄连
    E. 菊花

30. 下列各项不属蝉蜕功效的是
    A. 疏散风热
    B. 透疹止痒

C. 息风止痉
D. 明目退翳
E. 宣通鼻窍

31. 长于鼓舞脾胃清阳之气而治疗湿热泻痢、脾虚泄泻的药物是
A. 葛根
B. 薄荷
C. 桑叶
D. 芦根
E. 天花粉

32. 有化湿、解表、利水作用,被誉为"夏月麻黄"的药是
A. 香薷
B. 生姜
C. 蔓荆子
D. 淡豆豉
E. 辛夷

33. 下列除哪味药外均为治疗鼻渊的中药
A. 细辛
B. 生姜
C. 苍耳子
D. 白芷
E. 辛夷

34. 善于疏解半表半里之邪,具有和解退热功效的药物是
A. 菊花
B. 柴胡
C. 升麻
D. 桑叶
E. 蝉蜕

35. 具有疏肝解郁行气功效的药物是
A. 薄荷
B. 牛蒡子
C. 蝉蜕

D. 桑叶
E. 菊花

36. 既能解表散寒、祛风止痛、通鼻窍,又能燥湿止带、消肿排脓的药物是
A. 白芷
B. 荆芥
C. 防风
D. 苍术
E. 羌活

37. 下列哪项不是槐花的主治病证
A. 便血
B. 肠燥便秘
C. 头痛
D. 目赤
E. 痔血

38. 既能收敛止血、止痢,又能截疟、补虚的药物是
A. 苦楝皮
B. 沙苑子
C. 侧柏叶
D. 仙鹤草
E. 三七

39. 夏枯草的药用部位是
A. 全草
B. 枝叶
C. 根
D. 带花的果穗
E. 叶片

40. 石膏治疗温热病邪在气分,壮热、烦渴、汗出、脉洪大等实热证,常与其相须为用的药是
A. 知母
B. 栀子
C. 芦根

D. 天花粉

E. 麦冬

41. 关于栀子的归经,说法正确的是
   A. 归心、胃、肺、膀胱经
   B. 归心、肝、胃、三焦经
   C. 归心、肺、胆、膀胱经
   D. 归心、胃、肝、胆经
   E. 归心、肺、三焦经

42. 既能活血定痛,又能化瘀止血的是
   A. 小蓟
   B. 茜草
   C. 蒲黄
   D. 侧柏叶
   E. 三七

43. 芦根的功效是
   A. 除烦、止泻、利尿
   B. 除烦、止呕、利尿
   C. 泻火、止泻、利尿
   D. 泻火、止泻、生津
   E. 清热、燥湿、止呕

44. 不能治疗肝火上炎、目赤肿痛的药组是
   A. 夏枯草、龙胆
   B. 女贞子、枸杞子
   C. 夏枯草、决明子
   D. 石决明、菊花
   E. 菊花、赤芍

45. 功能清热燥湿,又善清肺热的中药是
   A. 黄芩
   B. 黄连
   C. 黄柏
   D. 苦参
   E. 龙胆

46. 既可以清肺火、清胃火,又可泻肾火的中药是

   A. 黄柏
   B. 知母
   C. 栀子
   D. 石膏
   E. 生地黄

47. 能升举脾胃清阳之气而治疗湿热泻痢、脾虚泄泻的中药是
   A. 桑叶
   B. 黄连
   C. 葛根
   D. 芦根
   E. 天花粉

48. 具有化瘀止血功效的药组是
   A. 蒲黄、白及
   B. 藕节、槐花
   C. 三七、茜草
   D. 花蕊石、侧柏叶
   E. 槐花、白及

49. 功能解毒利湿、通利关节、解除汞毒,对梅毒或因梅毒服汞剂中毒而致肢体拘挛者,功效尤佳,为治梅毒的要药,是指
   A. 茯苓
   B. 土茯苓
   C. 白蔹
   D. 熊胆
   E. 白花蛇舌草

50. 功能清热解毒、息风止痉、清肝明目的药是
   A. 大血藤
   B. 熊胆
   C. 白薇
   D. 金荞麦
   E. 半边莲

51. 有清热凉血、定惊功效的中药是
   A. 水牛角

B. 栀子

C. 生地黄

D. 牡丹皮

E. 龙胆

52. 大黄和虎杖均具有的功效是

A. 活血,通便,解毒,止咳

B. 活血,利湿,解毒,止痛

C. 活血,通便,利湿,止血

D. 活血,解毒,通便,退黄

E. 活血,止痛,止痉,解毒

53. 既能清热解毒,又能疏散风热、凉血止痢的药物是

A. 金银花

B. 连翘

C. 青黛

D. 大青叶

E. 板蓝根

54. 既能清肝明目,又能润肠通便的药物是

A. 决明子

B. 菟丝子

C. 鸦胆子

D. 沙苑子

E. 牛蒡子

55. 下列哪项提法不正确

A. 大黄久煎,泻下力弱

B. 芒硝冲入药汁内服

C. 番泻叶宜温开水泡服

D. 甘遂用于峻下,宜入汤剂微煎

E. 芦荟入丸、散服

56. 既可以泻下,又能清肝的中药是

A. 番泻叶

B. 甘遂

C. 芦荟

D. 芫花

E. 火麻仁

57. 甘遂内服时,宜采用的剂型是

A. 入汤剂

B. 入酒剂

C. 入丸、散

D. 入片剂

E. 入膏剂

58. 郁李仁入汤剂的用法是

A. 包煎

B. 后下

C. 先煎

D. 打碎入煎

E. 另煎

59. 不属攻下药适应证的是

A. 饮食积滞

B. 虚寒泻痢

C. 血热妄行

D. 冷积便秘

E. 大肠燥热

60. 关于大黄的使用禁忌,说法错误的是

A. 妇女月经期慎用

B. 妇女哺乳期慎用

C. 孕妇便秘忌用

D. 孕妇忌用

E. 阴疽者忌用

61. 既可以清肝,又能杀虫的药物是

A. 番泻叶

B. 芦荟

C. 甘遂

D. 芫花

E. 牵牛子

62. 水肿胀满,大便秘结,小便不利,首选的药物是

A. 大黄
B. 牵牛子
C. 番泻叶
D. 巴豆
E. 芒硝

63. 治老人虚人便秘、肠燥津液不足,首选的药组是
    A. 杏仁、当归
    B. 火麻仁、芦荟
    C. 芒硝、柏子仁
    D. 火麻仁、郁李仁
    E. 番泻叶、牵牛子

64. 巴豆内服剂量是
    A. 0.3~0.6g
    B. 0.7~0.9g
    C. 0.1~0.3g
    D. 0.01~0.03g
    E. 0.5~1g

65. 独活的功效是
    A. 祛风湿,利水,止痛
    B. 祛风湿,止痛,解表
    C. 祛风湿,止痛,安胎
    D. 祛风湿,止痛,治骨鲠
    E. 祛风湿,止痛,清热解毒

66. 治疗小儿急慢惊风,或破伤风,可选
    A. 威灵仙
    B. 蕲蛇
    C. 狗脊
    D. 木瓜
    E. 独活

67. 既能祛风除湿通络,又能清热解毒的中药是
    A. 独活
    B. 五加皮

C. 豨莶草
D. 木瓜
E. 桑寄生

68. 能治疗诸骨鲠咽的祛风湿药是
    A. 五加皮
    B. 秦艽
    C. 木瓜
    D. 威灵仙
    E. 乌梢蛇

69. 下列哪项不是祛风湿药的适应证
    A. 风湿痹痛
    B. 下肢痿弱
    C. 麻木不仁
    D. 震颤抽搐
    E. 筋脉拘挛

70. 既可祛风通络,又止痉、止痒的中药是
    A. 独活
    B. 秦艽
    C. 木瓜
    D. 威灵仙
    E. 乌梢蛇

71. 秦艽的功效是
    A. 祛风湿,通经络,解表
    B. 祛风湿,止痹痛,止痉
    C. 祛风湿,止痹痛,退虚热,清湿热
    D. 祛风湿,止痹痛,治骨鲠
    E. 祛风湿,止痹痛,安胎

72. 防己的功效是
    A. 祛风湿,通经络,解表
    B. 祛风湿,通经络,安胎
    C. 祛风湿,止痛,利水消肿
    D. 发散解表,化湿和胃
    E. 祛风湿,止痛,解暑

73. 独活最适宜于治疗哪种病证
    A. 上半身风湿痹痛
    B. 下半身风湿痹痛
    C. 筋脉拘急
    D. 口眼㖞斜
    E. 半身不遂

74. 五加皮的功效是
    A. 祛风湿,清退虚热
    B. 祛风通络,止痛
    C. 祛风湿,定惊
    D. 祛风湿,化湿和胃
    E. 祛风湿,补肝肾,强筋骨,利水

75. 有补肝肾、强筋骨、安胎作用的祛风湿药是
    A. 桑寄生
    B. 杜仲
    C. 桑枝
    D. 豨莶草
    E. 臭梧桐

76. 治疗风湿日久,累及肝肾的药对是
    A. 五加皮、桑寄生
    B. 蕲蛇、乌梢蛇
    C. 络石藤、薏苡仁
    D. 防己、白术
    E. 羌活、白芷

77. 既舒筋活络,又化湿和胃的中药是
    A. 雷公藤
    B. 秦艽
    C. 木瓜
    D. 威灵仙
    E. 丝瓜络

78. 既可化湿,又可发表解暑的中药是
    A. 佩兰
    B. 苍术
    C. 羌活
    D. 砂仁
    E. 独活

79. 不善于治疗呕吐的中药是
    A. 半夏
    B. 藿香
    C. 豆蔻
    D. 生姜
    E. 佩兰

80. 白豆蔻有止呕作用,善治
    A. 胃热呕吐
    B. 胃寒湿阻呕吐
    C. 胃虚呕吐
    D. 妊娠呕吐
    E. 外感呕吐

81. 芳香化湿药的主治病证是
    A. 水湿内停
    B. 水湿泄泻
    C. 湿阻中焦
    D. 湿痹拘挛
    E. 湿疹湿疮

82. 具有化湿解暑功效的药物是
    A. 苍术
    B. 佩兰
    C. 肉豆蔻
    D. 砂仁
    E. 草豆蔻

83. 既可用于热淋、砂淋、石淋,又可用于恶疮肿毒、毒蛇咬伤的药物是
    A. 泽泻
    B. 冬葵子
    C. 车前子
    D. 金钱草
    E. 猪苓

84. 功能甘淡渗泄、利水渗湿,兼能泄热的药物是
   A. 茯苓
   B. 车前子
   C. 木通
   D. 泽泻
   E. 冬瓜皮

85. 下列各项不属滑石主治病证的是
   A. 湿热、淋痛
   B. 暑温、湿温
   C. 湿疹、湿疮
   D. 暑热、痱毒
   E. 寒湿带下

86. 有活血止痛、消肿生肌功效的药物是
   A. 鸡血藤、儿茶
   B. 川芎、延胡索
   C. 乳香、没药
   D. 牛膝、自然铜
   E. 土鳖虫、骨碎补

87. 茯苓与薏苡仁的共同功效是
   A. 利水渗湿,安神
   B. 利水渗湿,除痹
   C. 利水渗湿,通乳
   D. 利水渗湿,解毒
   E. 利水渗湿,健脾

88. 虎杖的功效是
   A. 活血调经,清热利湿,解毒消疮,化痰平喘
   B. 活血止血,清热解毒,利湿退黄,化痰止咳
   C. 活血定痛,清热利湿,解毒通便,化痰止咳
   D. 活血通络,祛湿退黄,清热解毒,利尿通便
   E. 活血消症,利湿退肿,解毒疗疮,化痰通便

89. 元气大亏,阳气暴脱,亡阳与气脱并见,首选的药组是
   A. 附子、黄芪
   B. 附子、人参
   C. 附子、白术
   D. 附子、干姜
   E. 附子、肉桂

90. 茵陈的功效是
   A. 利水渗湿,安神
   B. 清利湿热,解毒
   C. 利水渗湿,除痹
   D. 利水通淋,祛风湿
   E. 利湿退黄,解毒疗疮

91. 槟榔的用法是
   A. 驱杀绦虫,宜研末,用温开水送服
   B. 驱杀绦虫,用冷开水调,饭后服
   C. 生用力佳,炒用力缓,鲜者优于陈年者
   D. 驱杀姜片虫,宜文火久煎
   E. 治疗疥癣,宜研末,用醋或蜂蜜涂患处

92. 陈皮的功效是
   A. 疏肝解郁,化湿止呕
   B. 温肺化痰,行气止痛
   C. 理气健脾,燥湿化痰
   D. 理气调中,温肾纳气
   E. 温经散寒,行气活血

93. 吴茱萸善治何种头痛
   A. 风寒头痛
   B. 鼻渊头痛
   C. 少阴头痛
   D. 厥阴头痛
   E. 少阳头痛

94. 善于温肺化饮,治疗寒饮伏肺,咳嗽气喘,痰多清稀者的药组是
   A. 附子、细辛

B. 附子、干姜
C. 干姜、细辛
D. 干姜、吴茱萸
E. 吴茱萸、细辛

95. 下列各项不属附子主治病证的是
    A. 亡阳欲脱,肢冷脉微
    B. 寒凝血瘀,经闭阴疽
    C. 命门火衰,阳痿早泄
    D. 中寒腹痛,阴寒水肿
    E. 阳虚外感,寒痹刺痛

96. 木香的功效是
    A. 行气止痛,健脾消食
    B. 疏肝止痛,助阳止泻
    C. 破气消积,散寒止痛
    D. 行气调中,温脾化痰
    E. 理气调中,温肾助阳

97. 功用与枳实类似,但作用较缓和,以行气宽中除胀为主的中药是
    A. 青皮
    B. 陈皮
    C. 木香
    D. 枳壳
    E. 香橼

98. 治湿热泻痢、里急后重,最宜用
    A. 陈皮、黄连
    B. 木香、黄连
    C. 青皮、黄连
    D. 金银花、黄连
    E. 厚朴、黄连

99. 关于乌药的归经说法正确的是
    A. 归肺、肝、脾、肾经
    B. 归肺、胃、脾、膀胱经
    C. 归肺、脾、肾、膀胱经
    D. 归肝、胃、肾、膀胱经
    E. 归肝、肾、胃、小肠经

100. 治疗下元虚冷,肾不纳气之虚喘,宜选用的药物是
    A. 佛手
    B. 沉香
    C. 乌药
    D. 川楝子
    E. 青木香

101. 既能消食健胃,又能回乳消胀的药物是
    A. 神曲
    B. 山楂
    C. 谷芽
    D. 麦芽
    E. 鸡内金

102. 有消食和胃、发散风寒功效的中药是
    A. 紫苏
    B. 神曲
    C. 谷芽
    D. 麦芽
    E. 稻芽

103. 患者饮食过量、脘腹胀满疼痛,最宜选用的是
    A. 山楂
    B. 麦芽
    C. 莱菔子
    D. 谷芽
    E. 神曲

104. 有消食健胃、涩精止遗功效的是
    A. 麦芽
    B. 山楂
    C. 鸡内金
    D. 谷芽
    E. 莱菔子

105. 既能消食和胃,又能发散风寒的药物是
    A. 紫苏
    B. 藿香
    C. 山楂
    D. 陈皮
    E. 神曲

106. 下列各项不能驱绦虫的药物是
    A. 使君子
    B. 槟榔
    C. 南瓜子
    D. 雷丸
    E. 鹤草芽

107. 南瓜子用治绦虫病时,常与何药同用可增强疗效
    A. 使君子
    B. 槟榔
    C. 苦楝皮
    D. 鹤虱
    E. 大黄

108. 下列中药服法不正确的是
    A. 驱虫药空腹服用
    B. 安神药睡前服用
    C. 南瓜子研粉冷开水调服
    D. 槟榔研粉吞服
    E. 服用驱虫药后,要加泻下药,促使虫体排出

109. 既能化瘀止血,又能活血定痛的药物是
    A. 仙鹤草
    B. 白及
    C. 三七
    D. 大蓟
    E. 槐角

110. 治血瘀气滞诸痛,常与延胡索配伍的是
    A. 川楝子
    B. 香附
    C. 青皮
    D. 枳实
    E. 柴胡

111. 具有活血凉血功效的药组是
    A. 郁金、姜黄
    B. 川芎、赤芍
    C. 郁金、丹参
    D. 益母草、泽兰
    E. 生地黄、玄参

112. 下列没有行气功效的中药是
    A. 延胡索
    B. 五灵脂
    C. 姜黄
    D. 乳香
    E. 川芎

113. 不能治疗乳汁不下的中药是
    A. 通草、冬葵子
    B. 木通、蒺藜
    C. 橘叶、益母草
    D. 漏芦、穿山甲
    E. 路路通、王不留行

114. 既能活血调经、利水消肿,又能清热解毒的药物是
    A. 红花
    B. 泽兰
    C. 当归
    D. 桃仁
    E. 益母草

115. 下列各项不属桔梗主治病证的是
    A. 肺痈
    B. 咳嗽
    C. 咽痛
    D. 痰证

E. 眩晕

116. 桑白皮的治疗病证是
    A. 肺热咳喘,痰多壅盛
    B. 风寒咳喘,呼吸困难
    C. 寒饮咳喘,胸痛背寒
    D. 燥热伤肺,痰少难咯
    E. 目暗不明,目赤肿痛

117. 下列各项不属瓜蒌功效的是
    A. 清肺化痰
    B. 润肺化痰
    C. 宣肺祛痰
    D. 利气宽胸
    E. 滑肠通便

118. 治湿温病湿浊蒙蔽清窍所致窍闭神昏,首选的药组是
    A. 藿香、佩兰
    B. 砂仁、豆蔻
    C. 郁金、明矾
    D. 郁金、石菖蒲
    E. 牛黄、地龙

119. 善燥湿化痰、祛风解痉的药物是
    A. 半夏
    B. 陈皮
    C. 皂荚
    D. 天南星
    E. 以上皆非

120. 下列选项不属磁石功效的是
    A. 镇静安神
    B. 平肝潜阳
    C. 聪耳明目
    D. 纳气平喘
    E. 收敛固涩

121. 既能养心安神,又能润肠通便的药物是
    A. 酸枣仁
    B. 柏子仁
    C. 远志
    D. 龙骨
    E. 夜交藤

122. 具有镇静安神、利尿通淋功效的药物是
    A. 朱砂
    B. 磁石
    C. 琥珀
    D. 龙骨
    E. 牡蛎

123. 赭石的功效是
    A. 重镇安神
    B. 降逆止呕
    C. 养肝明目
    D. 收敛固涩
    E. 宣肺平喘

124. 下列哪项不是珍珠母的功效
    A. 软坚散结
    B. 镇惊安神
    C. 平抑肝阳
    D. 清肝明目
    E. 潜肝阳

125. 下列各项关于开窍药说法错误的是
    A. 功效主要是开窍醒神
    B. 主要用于神识昏迷证
    C. 作用有凉开与温开之别
    D. 为急救治标之品
    E. 多制成丸散成药服用

126. 麝香内服的剂量是
    A. 0.1～0.2g
    B. 0.2～0.5g
    C. 0.001～0.002g
    D. 0.002～0.003g

E. 0.03～0.1g

127. 补气养阴、清火生津首选的药物是
    A. 山药
    B. 西洋参
    C. 沙参
    D. 太子参
    E. 玄参

128. 具有疗伤续断、活血祛瘀止痛功效的药物是
    A. 杜仲
    B. 桑寄生
    C. 五加皮
    D. 续断
    E. 狗脊

129. 具有止血、补血、滋阴润燥功效的药物是
    A. 制首乌
    B. 桑椹
    C. 旱莲草
    D. 阿胶
    E. 熟地黄

130. 扁豆的功效是
    A. 补脾益气
    B. 益气养阴
    C. 补脾和中,化湿
    D. 健脾利水
    E. 补气升阳

131. 白果的功效是
    A. 敛肺化痰定喘,止带缩尿
    B. 泻肺平喘,利水通淋
    C. 止咳平喘,止血止带
    D. 纳气平喘,收涩止带
    E. 降逆平喘,利水消肿

132. 下列选项不属五味子主治病证的是
    A. 肺虚久咳
    B. 自汗,盗汗
    C. 久泻,久痢
    D. 肾虚遗精
    E. 心悸,失眠,多梦

133. 具有收敛止血、固精止带、制酸止痛、收湿敛疮功效的药物是
    A. 瓦楞子
    B. 牡蛎
    C. 乌贼骨
    D. 赤石脂
    E. 禹余粮

134. 莲子的功效是
    A. 敛肺止咳,益气生津,补益肝肾
    B. 涩肠止泻,益气生津,益肾养心
    C. 养心安神,益气生津,补脾止泻
    D. 涩肠止泻,益肾养心,固精止带
    E. 补脾止泻,益肾养心,固精止带

135. 下列选项不属椿皮功效的是
    A. 清热燥湿
    B. 收敛止带
    C. 止血止泻
    D. 固精缩尿
    E. 杀虫

136. 下列选项不属五倍子功效的是
    A. 止汗止咳,涩肠止泻
    B. 益气生津,收敛安神
    C. 敛肺降火
    D. 收敛止血,固精止遗
    E. 收湿敛疮

137. 性平功专敛肺固表止汗的中药是
    A. 麻黄根
    B. 生甘草
    C. 浮小麦

D. 五味子

E. 糯稻根须

138. 下列哪种中药既能杀虫止痒、燥湿,又能温肾壮阳
   A. 蟾酥
   B. 蛇床子
   C. 地肤子
   D. 大蒜
   E. 苦参

139. 收涩药的主治病证是
   A. 湿热泻痢
   B. 外感咳嗽
   C. 湿热带下
   D. 久泻久痢
   E. 血热出血

140. 外用攻毒杀虫、蚀疮去腐,内服截痰平喘、截疟的药物是
   A. 铅丹
   B. 升药
   C. 轻粉
   D. 常山
   E. 砒石

141. 生品能够清热泻火、除烦止渴,煅用能够敛疮生肌、收湿止血的中药是
   A. 芦根
   B. 磁石
   C. 栀子
   D. 石膏
   E. 牛黄

142. 治疗胃火上炎的头痛、牙龈肿痛,最佳的药组是
   A. 玄参、黄芩
   B. 石膏、升麻
   C. 知母、石膏

D. 黄连、木香

E. 龙胆、黄柏

143. 长于治疗心火上炎、口舌生疮、小便不利病证的中药是
   A. 黄芩
   B. 栀子
   C. 淡竹叶
   D. 芦根
   E. 黄柏

144. 朱砂除具有清心镇静、安神功效外,还具有的功效是
   A. 平肝潜阳
   B. 解毒疗疮
   C. 收敛固涩
   D. 活血散瘀
   E. 软坚散结

145. 既能治疗下焦湿热诸证,又能治疗阴虚发热的中药是
   A. 黄芩
   B. 黄连
   C. 知母
   D. 黄柏
   E. 青蒿

146. 阴虚火旺所致潮热盗汗、心烦等症,首选的药组是
   A. 黄柏、沙参
   B. 石膏、知母
   C. 黄芩、地骨皮
   D. 知母、黄柏
   E. 牡丹皮、玄参

147. 苦参的功效不包括
   A. 清热燥湿
   B. 活血化瘀
   C. 除湿退黄

D. 杀虫止痒
E. 利尿

148. 治疗热陷心包所致高热、神昏、谵语,首选的药组是
    A. 石膏、知母
    B. 赤芍、青蒿
    C. 银柴胡、胡黄连
    D. 玄参、赤芍
    E. 连翘、黄连

149. 治疗实热积滞燥结难下,首选的药物是
    A. 通草
    B. 巴豆
    C. 芒硝
    D. 商陆
    E. 火麻仁

150. 大剂量使用可导致急性肾衰竭,入汤剂常用量3~6g的利水渗湿药是
    A. 通草
    B. 关木通
    C. 石韦
    D. 地肤子
    E. 灯心草

151. 蕲蛇的功效是
    A. 祛风通络,利水
    B. 舒筋活络,止痛
    C. 祛风,通络,止痉
    D. 补肝肾,强筋骨
    E. 祛风湿,退虚热

152. 下列各项,不属治疗风湿热痹的药组是
    A. 黄柏、蚕沙
    B. 木通、防己
    C. 独活、威灵仙
    D. 白鲜皮、薏苡仁
    E. 忍冬藤、络石藤

153. 下列各项不具有止呕功效的是
    A. 半夏
    B. 藿香
    C. 佩兰
    D. 豆蔻
    E. 竹茹

154. 薏苡仁炒用偏于
    A. 清利湿热
    B. 健脾止泻
    C. 清利湿热、健脾
    D. 收敛生肌
    E. 清热通淋

155. 有凉血止血散瘀之功,尤宜用于尿血的药物是
    A. 白茅根
    B. 小蓟
    C. 血余炭
    D. 地榆
    E. 茜草

156. 治疗膏淋,首选的中药是
    A. 滑石
    B. 垂盆草
    C. 石韦
    D. 金钱草
    E. 萆薢

157. 海金沙的功效是
    A. 利水渗湿,除湿退黄
    B. 利水渗湿,健脾安神
    C. 利尿通淋,活血通经
    D. 利尿通淋,止痛
    E. 利尿通淋,杀虫止痒

158. 均能治疗湿热黄疸的药组是
    A. 茵陈、金钱草
    B. 灯心草、赤小豆

C. 猪苓、石韦
D. 灯心草、冬葵子
E. 滑石、冬瓜皮

159. 既可利湿退黄、利尿通淋,又可解毒消肿的中药是
 A. 泽泻
 B. 石韦
 C. 瞿麦
 D. 茯苓
 E. 金钱草

160. 用治水肿、淋证、肝热目赤宜选
 A. 车前子
 B. 泽泻
 C. 滑石
 D. 薏苡仁
 E. 海金沙

161. 既可利水渗湿,又能泄热的中药是
 A. 滑石
 B. 泽泻
 C. 木通
 D. 香加皮
 E. 冬瓜皮

162. 小便淋沥涩痛,兼见心烦尿赤,口舌生疮,首选的中药是
 A. 木通
 B. 萆薢
 C. 玉米须
 D. 葫芦
 E. 茵陈

163. 南瓜子的用法是
 A. 驱杀绦虫时,60~120g研粉,冷开水调服,后加服槟榔协同增效
 B. 驱杀绦虫宜研末,用温开水送服
 C. 空腹服用,炒香嚼服,小儿每岁每日1~

1.5粒,一日总量不超过20粒
D. 驱杀姜片虫宜文火久煎
E. 治疗疥癣宜研末,用醋或蜂蜜涂患处

164. 哪种中药既能凉血止血、收敛止血,又能解毒敛疮
 A. 仙鹤草
 B. 小蓟
 C. 地榆
 D. 白茅根
 E. 栀子

165. 下列哪项不是苏合香的功效
 A. 解毒
 B. 醒神
 C. 开窍
 D. 辟秽
 E. 止痛

166. 善治痰湿秽浊蒙蔽清窍之神志昏乱的中药是
 A. 佩兰
 B. 藿香
 C. 半夏
 D. 石菖蒲
 E. 苏合香

167. 患者突然昏倒,口噤不开,面青身凉,苔白,脉迟有力,首选的药物是
 A. 冰片
 B. 牛黄
 C. 苏合香
 D. 石菖蒲
 E. 郁金

168. 石菖蒲善于治疗的痢疾是
 A. 湿热痢
 B. 寒湿痢
 C. 疫毒痢

D. 休息痢

E. 噤口痢

169. 下列各项不属冰片主治病证的是
    A. 热病闭证神昏
    B. 目赤肿痛
    C. 寒闭神昏
    D. 喉痹口疮
    E. 疮疡肿痛,水火烫伤

170. 具有补肾阳、益精血、强筋骨、调冲任、托疮毒功效的药物是
    A. 狗脊
    B. 补骨脂
    C. 鹿茸
    D. 蛤蚧
    E. 人参

171. 具有补肝肾、强筋骨、安胎功效的药物是
    A. 五加皮
    B. 黄芩
    C. 杜仲
    D. 狗脊
    E. 白术

172. 治疗肾阳不足、肠燥津枯便秘的药物是
    A. 巴戟天
    B. 肉苁蓉
    C. 仙茅
    D. 淫羊藿
    E. 胡芦巴

173. 下列哪种中药的功效是补肺气、补肺阴、补脾气、补肾固涩
    A. 人参
    B. 山药
    C. 党参
    D. 西洋参
    E. 白术

174. 生用清热解毒,炙用可增强润肺止咳作用的药物是
    A. 甘草
    B. 饴糖
    C. 党参
    D. 大枣
    E. 太子参

175. 有活血祛瘀、润肠通便功效的药物是
    A. 火麻仁
    B. 白芥子
    C. 桃仁
    D. 郁金
    E. 川芎

176. 善治脘腹和四肢挛急疼痛的药物是
    A. 大枣
    B. 甘草
    C. 蜂蜜
    D. 饴糖
    E. 木瓜

177. 白扁豆的功效是
    A. 益气健脾
    B. 益卫固表
    C. 升阳举陷
    D. 燥湿利尿
    E. 补脾和中,化湿

178. 性热有毒,善温肾壮阳的中药是
    A. 仙茅
    B. 淫羊藿
    C. 锁阳
    D. 巴戟天
    E. 肉桂

179. 功善安蛔,治蛔厥腹痛的中药是
    A. 乌梅
    B. 槟榔

C. 细辛

D. 绵马贯众

E. 罂粟壳

180. 不属于五味子主治病证的是

A. 收湿敛疮

B. 遗精,滑精

C. 久咳,虚喘

D. 自汗,盗汗

E. 心悸,失眠,多梦

181. 下列哪种中药被誉为治久泻久痢之"涩肠止泻之圣药"

A. 芡实

B. 海螵蛸

C. 罂粟壳

D. 桑螵蛸

E. 山茱萸

182. 内服须经煨熟去油的中药是

A. 肉豆蔻

B. 葛根

C. 诃子

D. 草果

E. 青木香

183. 下列哪项是白豆蔻、草豆蔻、肉豆蔻的共同功效

A. 芳香化湿

B. 温中行气

C. 涩肠止泻

D. 固精止遗

E. 敛疮生肌

184. 有大毒,而功专拔毒祛腐的药是

A. 铅丹

B. 升药

C. 白矾

D. 硼砂

E. 朱砂

二、B 型题（标准配伍题）

答题说明：

以下提供若干组考题,每组考题共用在考题前列出的 A、B、C、D、E 五个备选答案。请从中选择一个与问题关系最密切的答案。某个备选答案可能被选择一次、多次或不被选择。

(185~186 题共用备选答案)

A. 石膏与知母配伍

B. 黄芪与茯苓配伍

C. 半夏与生姜配伍

D. 人参与莱菔子配伍

E. 甘草与海藻配伍

185. 属于相恶的是

186. 属于相须的是

(187~188 题共用备选答案)

A. 芳香性中药

B. 贝壳、甲壳、矿物药

C. 粉末状中药

D. 贵重中药

E. 胶、糖类中药

187. 入汤剂宜先煎的中药是

188. 入汤剂宜烊化的中药是

(189~190 题共用备选答案)

A. 发散、行气、行血

B. 收敛固涩

C. 软坚散结、泻下

D. 燥湿

E. 渗湿利水

189. 苦味中药的作用是

190. 淡味中药的作用是

(191~192 题共用备选答案)

A. 白头翁、马齿苋

B. 谷精草、秦皮
C. 马勃、射干
D. 白鲜皮、穿心莲
E. 紫草、野菊花

191. 有凉血止痢功效的药组是
192. 有解毒利咽功效的药组是

(193～194题共用备选答案)
A. 苦参
B. 黄芩
C. 决明子
D. 黄柏
E. 龙胆

193. 既可清热燥湿,又善祛风杀虫的中药是
194. 既可清热燥湿,又善清肝胆火的中药是

(195～196题共用备选答案)
A. 黄柏
B. 牡丹皮
C. 赤芍
D. 玄参
E. 知母

195. 既可退虚热,又能治疗肠痈腹痛的中药是
196. 既可退虚热,又可治疗温病气分壮热烦渴的中药是

(197～198题共用备选答案)
A. 炒炭
B. 土炒
C. 醋炙
D. 酒炙
E. 姜炙

197. 减轻芫花毒性的炮制方法是
198. 增强大黄止血功效的炮制方法是

(199～200题共用备选答案)
A. 大黄
B. 番泻叶
C. 巴豆

D. 甘遂
E. 芫花

199. 既能泻水逐饮,又能祛痰止咳的中药是
200. 既能泻水逐饮,又能消肿散结的中药是

(201～202题共用备选答案)
A. 泻下力缓
B. 清上焦火热
C. 偏于活血
D. 善止血
E. 泻下力强

201. 生大黄的功效是
202. 酒大黄的功效是

(203～204题共用备选答案)
A. 寒积便秘
B. 肠燥便秘
C. 阳虚便秘
D. 热积便秘
E. 胃肠积滞

203. 火麻仁长于治疗
204. 郁李仁长于治疗

(205～206题共用备选答案)
A. 既能祛风湿,又能清热解毒
B. 既能祛风湿,又能强筋骨
C. 既能祛风湿,又能清虚热
D. 既能祛风湿,又能凉血消肿
E. 既能祛风湿,又能利关节

205. 桑枝的功效是
206. 千年健的功效是

(207～208题共用备选答案)
A. 独活、川乌、威灵仙、防己
B. 防己、络石藤、蕲蛇、穿山龙
C. 川乌、独活、威灵仙、松节
D. 防己、络石藤、豨莶草、穿山龙
E. 蚕沙、伸筋草、秦艽、桑枝

207. 药性寒凉,治风湿热痹的药物是

208. 药性温热,治风寒湿痹的药物是

(209~210题共用备选答案)
   A. 丝瓜络
   B. 鹿衔草
   C. 豆蔻
   D. 木瓜
   E. 蚕沙
209. 具有祛风、通络、活血功效的药物是
210. 具有祛风湿、强筋骨、止血功效的药物是

(211~212题共用备选答案)
   A. 虎杖
   B. 茵陈
   C. 茯苓
   D. 薏苡仁
   E. 木通
211. 有利湿退黄、活血功效的中药是
212. 有利水渗湿、健脾除痹功效的中药是

(213~214题共用备选答案)
   A. 猪苓
   B. 石韦
   C. 草薢
   D. 金钱草
   E. 灯心草
213. 治疗石淋,首选的中药是
214. 治疗血淋,首选的中药是

(215~216题共用备选答案)
   A. 茯苓
   B. 猪苓
   C. 泽泻
   D. 薏苡仁
   E. 滑石
215. 甘淡渗湿,功专利水渗湿的中药是
216. 甘淡而寒,既可利水湿,又可解暑热的中药是

(217~218题共用备选答案)
   A. 亡阳暴脱,四肢厥逆
   B. 元气暴脱,虚汗脉微
   C. 肾阳不足,畏寒肢冷
   D. 气虚不足,倦怠乏力
   E. 神志昏迷,不省人事
217. 附子、干姜共同治疗的病证是
218. 附子、肉桂共同治疗的病证是

(219~220题共用备选答案)
   A. 温中散寒,温通血脉
   B. 散寒止痛,降逆止呕,助阳止泻
   C. 温中散寒,回阳通脉,温肺化饮
   D. 祛寒止痛,理气和胃
   E. 补火助阳,散寒止痛,温通经脉
219. 吴茱萸的功效是
220. 干姜的功效是

(221~222题共用备选答案)
   A. 大腹皮
   B. 柿蒂
   C. 枳壳
   D. 香附
   E. 薤白
221. 善于疏肝理气、调经止痛的中药是
222. 善于通阳散结、行气导滞的中药是

(223~224题共用备选答案)
   A. 疏肝破气,消积化滞
   B. 破气散结,疏肝行滞
   C. 破气除痞,化痰消积
   D. 疏肝破气,化痰除痞
   E. 疏肝破气,散结消瘕
223. 青皮的功效是
224. 枳实的功效是

(225~226题共用备选答案)
   A. 莱菔子
   B. 谷芽

C. 山楂

D. 麦芽

E. 鸡内金

225. 治疗食积兼胆结石,最佳的选择是

226. 治疗食积兼瘀血痛经,最佳的选择是

(227~228 题共用备选答案)

A. 白茅根

B. 苎麻根

C. 侧柏叶

D. 血余炭

E. 仙鹤草

227. 治疗胃热呕吐,首选的药物是

228. 治疗血痢及久病泻痢,首选的药物是

(229~230 题共用备选答案)

A. 温肺化痰,利气,散结消肿

B. 化痰止咳,和胃降逆

C. 消痰行水,降气止呕

D. 降气祛痰,宣散风热

E. 祛风痰,止痉,止痛,解毒散结

229. 白芥子的功效是

230. 白附子的功效是

(231~232 题共用备选答案)

A. 胃热呕吐

B. 气逆呕吐

C. 胃虚呕吐

D. 胃寒呕吐

E. 妊娠呕吐

231. 竹茹治疗的病证是

232. 旋覆花治疗的病证是

(233~234 题共用备选答案)

A. 既能宁心安神,又能祛痰开窍

B. 既能宁心安神,又能健脾利水

C. 既能宁心安神,又能润肠通便

D. 既能宁神益智,又能祛风通络

E. 既能养心安神,又能收敛固涩

233. 茯苓的功效是

234. 远志的功效是

(235~236 题共用备选答案)

A. 活血散瘀

B. 利尿通淋

C. 安神解毒

D. 纳气平喘

E. 软坚散结

235. 磁石的功效是

236. 朱砂的功效是

(237~238 题共用备选答案)

A. 归肝经

B. 归心经

C. 归脾经

D. 归肾经

E. 归肺经

237. 酸枣仁能治疗心悸失眠,有养心安神之功,其归经是

238. 杏仁能治疗喘咳痰多,有止咳平喘之功,其归经是

(239~240 题共用备选答案)

A. 既能平肝潜阳,又能清肝明目

B. 既能软坚散结,又能平肝潜阳

C. 既能软坚散结,又能利水

D. 既能软坚散结,又能滋阴潜阳

E. 既能软坚散结,又能活血止痛

239. 牡蛎的功效是

240. 珍珠母的功效是

(241~242 题共用备选答案)

A. 大枣

B. 赤芍

C. 干姜

D. 白芍

E. 甘草

241. 与生姜配伍,能调和营卫的药物是

242. 与桂枝配伍,能调和营卫的药物是

(243～244题共用备选答案)
A. 气虚自汗
B. 阴虚盗汗
C. 气分实热大汗
D. 湿温汗出
E. 黄汗证

243. 白术的主治病证是
244. 龟甲的主治病证是

(245～246题共用备选答案)
A. 大补元气
B. 接续筋骨
C. 补益肺肾
D. 补脾益肾
E. 补脾养心

245. 补骨脂具有的功效是
246. 莲子具有的功效是

(247～248题共用备选答案)
A. 退虚热,凉血,解暑,截疟
B. 退虚热,除疳热,清湿热
C. 清虚热,除疳热
D. 清热燥湿,泻火解毒,退虚热
E. 和解退热,疏肝解郁,升举阳气

247. 银柴胡的功效是
248. 胡黄连的功效是

(249～250题共用备选答案)
A. 温中行气,涩肠止泻
B. 益肾固精,健脾止泻,除湿止带
C. 涩肠止泻,生肌敛疮
D. 清热燥湿,收敛止带,止泻,止血
E. 涩肠止泻,固精缩尿止带

249. 金樱子的功效是
250. 肉豆蔻的功效是

(251～252题共用备选答案)
A. 金樱子
B. 麻黄根
C. 黄芪
D. 覆盆子
E. 桑螵蛸

251. 可治疗气虚自汗、阴虚盗汗的是
252. 可治疗气虚自汗、体倦乏力的是

(253～254题共用备选答案)
A. 硫黄
B. 硼砂
C. 蟾酥
D. 常山
E. 明矾

253. 有涌吐痰涎、截疟功效的是
254. 有解毒、止痛、开窍醒神功效的是

(255～256题共用备选答案)
A. 凉血止血,散瘀解毒消痈
B. 凉血收敛,止血疗疮
C. 凉血止血,解毒敛疮
D. 凉血止血,解毒利尿
E. 凉血止血,清热利尿

255. 地榆的功效是
256. 小蓟的功效是

(257～258题共用备选答案)
A. 肺胃出血
B. 头面出血
C. 上焦出血
D. 下焦出血
E. 崩漏下血

257. 白及治疗的病证是
258. 槐花治疗的病证是

(259～260题共用备选答案)
A. 收敛止血
B. 凉血止血,清热安胎,利尿,解毒

C. 凉血止血,解毒疗疮
D. 凉血止血,利尿解毒
E. 凉血止血,解毒敛疮

259. 棕榈炭的功效是
260. 苎麻根的功效是

(261~262题共用备选答案)
A. 川芎、延胡索
B. 没药、红花
C. 益母草、牛膝
D. 水蛭、虻虫
E. 血竭、儿茶

261. 具有活血行气功效的药组是
262. 具有活血调经、利水功效的药组是

(263~264题共用备选答案)
A. 半夏
B. 瓜蒌
C. 白芥子
D. 川贝母
E. 桔梗

263. 湿痰痰多、心下痞,首选的药物是
264. 热痰壅滞、咳嗽、肠燥便秘,首选的药物是

(265~266题共用备选答案)
A. 朱砂
B. 石菖蒲
C. 柏子仁
D. 合欢皮
E. 首乌藤

265. 有化湿开窍、宁心安神功效的是
266. 有疏肝解郁、宁心安神功效的是

(267~268题共用备选答案)
A. 滋阴润燥

B. 清肝明目
C. 敛疮生肌
D. 清热利尿
E. 消肿排脓

267. 知母的功效是
268. 天花粉的功效是

(269~270题共用备选答案)
A. 龙胆
B. 黄芩
C. 苦参
D. 黄柏
E. 黄连

269. 既可清热燥湿,又善清心、胃实热的中药是
270. 既可清热燥湿,又善清肾火、退虚热的中药是

(271~272题共用备选答案)
A. 利尿通淋
B. 补肝肾、强筋骨
C. 引火下行
D. 活血通经
E. 清热解毒

271. 川牛膝偏于
272. 怀牛膝偏于

(273~274题共用备选答案)
A. 血竭
B. 水蛭
C. 土鳖虫
D. 穿山甲
E. 斑蝥

273. 性寒,善逐瘀消癥接骨的是
274. 性寒,善通经下乳的是

参考答案

1. D	2. C	3. C	4. A	5. D	6. E	7. C	8. C	9. C	10. E
11. D	12. D	13. D	14. C	15. D	16. C	17. E	18. C	19. A	20. B
21. A	22. D	23. D	24. B	25. D	26. B	27. D	28. B	29. B	30. E
31. A	32. A	33. B	34. B	35. A	36. A	37. B	38. D	39. D	40. A
41. E	42. E	43. B	44. B	45. A	46. B	47. C	48. C	49. B	50. B
51. A	52. D	53. A	54. A	55. D	56. C	57. C	58. D	59. B	60. C
61. B	62. B	63. D	64. C	65. B	66. B	67. C	68. D	69. D	70. E
71. C	72. C	73. B	74. E	75. A	76. A	77. C	78. A	79. E	80. B
81. C	82. B	83. D	84. D	85. E	86. C	87. E	88. C	89. B	90. E
91. C	92. C	93. D	94. C	95. B	96. A	97. D	98. B	99. C	100. B
101. D	102. B	103. C	104. C	105. E	106. A	107. B	108. D	109. C	110. A
111. C	112. B	113. C	114. E	115. E	116. A	117. C	118. D	119. D	120. E
121. B	122. C	123. B	124. A	125. D	126. E	127. B	128. D	129. D	130. C
131. A	132. C	133. C	134. E	135. D	136. B	137. A	138. B	139. D	140. E
141. D	142. B	143. C	144. B	145. D	146. D	147. B	148. E	149. C	150. B
151. C	152. C	153. C	154. B	155. B	156. E	157. D	158. A	159. E	160. A
161. B	162. A	163. A	164. C	165. A	166. D	167. C	168. E	169. C	170. C
171. C	172. B	173. B	174. A	175. C	176. B	177. E	178. A	179. A	180. A
181. C	182. A	183. B	184. B	185. D	186. A	187. B	188. E	189. D	190. E
191. A	192. C	193. A	194. E	195. B	196. E	197. C	198. A	199. E	200. D
201. E	202. B	203. B	204. B	205. E	206. B	207. D	208. C	209. A	210. B
211. A	212. D	213. D	214. B	215. B	216. E	217. A	218. C	219. B	220. C
221. B	222. E	223. C	224. C	225. E	226. C	227. A	228. E	229. A	230. E
231. A	232. B	233. B	234. A	235. D	236. C	237. B	238. E	239. B	240. A
241. A	242. D	243. A	244. B	245. D	246. E	247. C	248. B	249. E	250. A
251. B	252. C	253. D	254. C	255. C	256. A	257. A	258. D	259. A	260. B
261. A	262. C	263. A	264. B	265. B	266. D	267. A	268. E	269. E	270. D
271. D	272. B	273. C	274. D						

更多免费视频和题库,请扫描二维码加微信公众号

中药化学

一、A 型题（单句型最佳选择题）

答题说明：

以下每一道考题下面有 A、B、C、D、E 五个备选答案。请从中选择一个最佳答案。

1. 在水和其他溶剂中溶解度都很小的成分是
   A. 氧苷
   B. 氮苷
   C. 硫苷
   D. 酯苷
   E. 碳苷

2. 苷的全甲基化－甲醇解法可用于确定
   A. 糖的种类
   B. 苷键构型
   C. 糖的数目
   D. 糖与糖之间的连接位置
   E. 糖与糖之间连接顺序

3. 提取原生苷的常用溶剂不包括
   A. 沸水
   B. 乙醚
   C. 稀乙醇
   D. 甲醇
   E. 75%乙醇

4. 可从中药中提取较多有生物活性的游离苷元，最好的方法是
   A. 乙醇提取，回收乙醇，加酸水解后用乙醚萃取
   B. 乙醇提取，回收乙醇后用乙醚萃取
   C. 乙醚萃取
   D. 水提取，提取液直接用乙醚萃取
   E. 乙醇提取

5. 亲水性的化学成分是
   A. 苷元
   B. 生物碱盐
   C. 萜类
   D. 挥发油
   E. 树脂

6. 可以用分馏法分离的化学成分是
   A. 油脂
   B. 香豆素、蒽醌
   C. 黄酮
   D. 挥发油
   E. 皂苷

7. 两相溶剂分配法分离混合物中各组分的原理是
   A. 各组分吸附性能不同
   B. 各组分分配系数不同
   C. 各组分极性大小不同
   D. 各组分结构类型不同
   E. 各组分化学性质不同

8. 对相对分子质量较大或热稳定性较差的化合物，常常得不到分子离子的质谱方法是

A. EI－MS
B. CI－MS
C. FD－MS
D. FAB－MS
E. ESI－MS

9. 下列各项中,极性最小的溶剂是
A. 丙酮
B. 乙醚
C. 石油醚
D. 氯仿
E. 甲醇

10. 通过乙酸－丙二酸生物合成途径,能够生成的化合物类型是
A. 脂肪酸
B. 萜
C. 甾
D. 生物碱
E. 苯丙素

11. 大黄素几乎不溶于
A. 碳酸钠水溶液
B. 氨水
C. 氢氧化钠水溶液
D. 水
E. 乙醚

12. 羟基分布在一侧苯环上的化合物是
A. 大黄酸
B. 大黄素
C. 大黄酚
D. 芦荟大黄素
E. 茜草素

13. 酸性最强的蒽醌类化合物是
A. 含羧基者
B. 含有一个β－OH者
C. 含有一个α－OH者
D. 含有两个或两个以上的α－OH者
E. 含有两个或两个以上的β－OH者

14. 纯的结晶样品的熔距为
A. 0℃～0.5℃
B. 1℃～5℃
C. 0.5℃～1℃
D. 2℃～3℃
E. 3℃～5℃

15. Gibb's反应所用的试剂是
A. 2,6－二氯苯醌氯亚胺或2,6－二溴苯醌氯亚胺
B. 盐酸羟胺
C. 三氯化铁
D. 4－氨基安替比林
E. 铁氰化钾

16. ^{13}C－NMR谱的化学位移范围是
A. 0～20
B. 0～8
C. 0～250
D. 0～10
E. 0～400

17. 属于二氢黄酮的是
A. 橙皮苷
B. 槲皮素
C. 木犀草素
D. 大豆素
E. 杨梅素

18. 在酸作用下,查耳酮可转变为
A. 黄酮
B. 儿茶素
C. 花色素
D. 二氢黄酮
E. 异黄酮

19. 在碱性溶液中加热提取芦丁时,为防止其氧化分解,往往加入少量
    A. 三氯化铝
    B. 氯化锶
    C. 三氯化铁
    D. 硼砂
    E. 醋酸镁

20. 可用于区别黄酮和黄酮醇的反应是
    A. 盐酸-镁粉反应
    B. 锆盐-枸橼酸反应
    C. 三氯化铝反应
    D. 氨性氯化锶反应
    E. 醋酸镁反应

21. 与2′-羟基查耳酮互为异构体的化合物是
    A. 二氢黄酮
    B. 黄烷醇
    C. 花色素
    D. 二氢查耳酮
    E. 异黄酮

22. 黄酮类中,引入羟基等助色团,可使化合物颜色加深,影响最大的取代位置是
    A. 3位或5位
    B. 3′位或2′位
    C. 8位
    D. 6位
    E. 7位或4′位

23. 可用于区别3-羟基黄酮和5-羟基黄酮的显色反应是
    A. 四氢硼钠反应
    B. 锆盐-枸橼酸反应
    C. 三氯化铝反应
    D. 氨性氯化锶反应
    E. 硼酸反应

24. 与氨性氯化锶反应生成绿色至棕色沉淀,说明该黄酮分子具有的基团是
    A. 邻二酚羟基
    B. 5-羟基
    C. 3-羟基
    D. 7-羟基
    E. 甲氧基

25. 鉴别黄酮类化合物最常用的显色反应是
    A. 醋酐-浓硫酸反应
    B. 盐酸-镁粉反应
    C. 醋酸镁反应
    D. 氨性氯化锶反应
    E. 四氢硼钠反应

26. 大孔吸附树脂分离混合物时,上柱的溶液通常是
    A. 乙醇溶液
    B. 甲醇溶液
    C. 甲醇-氯仿混合溶液
    D. 水溶液
    E. 95%乙醇溶液

27. pH梯度萃取法分离酸性不同的游离黄酮时,5%碳酸氢钠水溶液可萃出的是
    A. 7,4′-二羟基黄酮
    B. 5-羟基黄酮
    C. 4′-羟基二氢黄酮
    D. 6-羟基黄酮
    E. 7-羟基黄酮

28. 黄酮类化合物的酚羟基酸性由强至弱的顺序是
    A. 7,4′-二羟基 > 7-羟基 > 5-羟基 > 一般酚羟基
    B. 4′-羟基 > 一般酚羟基 > 5-羟基 > 7-羟基
    C. 7,4′-二羟基 > 7-或4′-羟基 > 一般酚羟基 > 5-羟基
    D. 7,4′-二羟基 > 5-羟基 > 7-羟基 > 一

般酚羟基

E. 一般酚羟基＞7－羟基＞4′－二羟基＞5－羟基

C. 黄酮
D. 异黄酮
E. 花色素

29. 聚酰胺柱色谱分离下列化合物,用不同浓度乙醇从低到高洗脱,最先洗脱的成分是
  A. 5,7,4′－3OH 黄酮
  B. 7,3′,4′－3OH 黄酮
  C. 5,4′－2OH 异黄酮
  D. 5,4′－2OH 黄酮醇
  E. 5,4′－2OH 二氢黄酮醇

30. 用碱溶酸沉淀法提取含邻二酚羟基的黄酮时,为保护邻二酚羟基常加入的物质是
  A. 硼砂
  B. 石灰水
  C. 氢氧化钠
  D. 氧化铝
  E. 三氯化铝

31. 用碱水加热提取芸香苷时,为防止其氧化分解,通常会加入少量的
  A. 锆盐
  B. 三氯化铝
  C. 硼砂
  D. 三氯化铁
  E. 醋酸镁

32. 芸香苷的苷元是
  A. 葛根素
  B. 甘草素
  C. 芹菜素
  D. 槲皮素
  E. 黄芩素

33. 不同类型的黄酮在纸色谱上,用5%乙酸水溶液展开时,R值最小的化合物是
  A. 二氢黄酮
  B. 二氢查耳酮

34. 最难被酸水解的黄酮苷是
  A. 黄芩苷
  B. 大豆苷
  C. 芦丁
  D. 橙皮苷
  E. 葛根素

35. 与氨性氯化锶试剂反应生成沉淀,提示该黄酮分子结构中具有
  A. 酚羟基
  B. 5－羟基
  C. 3－羟基
  D. 7－羟基
  E. 邻二酚羟基

36. 酸性条件下显红色的化合物是
  A. 黄酮醇
  B. 黄烷醇
  C. 花色素
  D. 二氢黄酮
  E. 查耳酮

37. 芦丁的苷元是
  A. 大豆素
  B. 甘草素
  C. 槲皮素
  D. 芹菜素
  E. 汉黄芩素

38. pH 梯度萃取法分离游离黄酮时,用5%碳酸氢钠水溶液萃取,可得到
  A. 7,4′－二羟基黄酮
  B. 7－羟基黄酮
  C. 4′－羟基黄酮
  D. 5－羟基黄酮

E. 3-羟基黄酮

39. 根据沸点差异,分离挥发油中各组分的方法是
   A. 冷冻析晶法
   B. 分馏法
   C. 亚硫酸氢钠法
   D. 吉拉德试剂法
   E. 邻苯二甲酸酐法

40. 组成萜类的基本单位是
   A. 甲戊二羟酸
   B. 苯丙素
   C. 异戊二烯
   D. 香豆素
   E. C10 单位

41. 在植物体内由甲戊二羟酸途径生成的化合物是
   A. 茜草素
   B. 大黄素
   C. 芸香苷
   D. 薄荷醇
   E. 麻黄碱

42. 银杏内酯的化合物类型是
   A. 生物碱
   B. 甾体
   C. 倍半萜
   D. 二萜
   E. 三萜

43. 评价薄荷油质量的指标性成分是
   A. 薄荷酮
   B. 醋酸薄荷酯
   C. 桉叶素
   D. 薄荷醇
   E. 柠檬烯

44. 穿心莲内酯不宜制成注射剂,因为其
   A. 难溶于水
   B. 极性大
   C. 分子小
   D. 不稳定
   E. 有溶血作用

45. 对三萜皂苷一般性质的论述,不正确的是
   A. 在含水丁醇中溶解度好
   B. 难溶于乙醚和丙酮
   C. 大多具有发泡性
   D. 均具有溶血作用,其强弱可用溶血指数表示
   E. 有助溶性

46. 分段沉淀法分离三萜皂苷的主要依据是混合物中各组分
   A. 极性不同
   B. 分子大小不同
   C. 苷元不同
   D. 水溶性不同
   E. 酸性不同

47. 组成三萜类化合物基本碳架的异戊二烯单位数是
   A. 3
   B. 4
   C. 6
   D. 8
   E. 10

48. 对甘草皂苷性质的论述错误的是
   A. 易溶于热稀乙醇
   B. 其钾盐易溶于水
   C. 易溶于无水乙醇
   D. 有微弱的起泡性
   E. 有甜味

49. 有异丙基结构的三萜皂苷是

A. 羽扇豆烷型
B. 螺甾烷醇型
C. 呋甾烷醇型
D. 齐墩果烷型
E. 乌苏烷型

50. 三萜皂苷元结构的共同特点是
   A. 都有双键
   B. 有 5 个环
   C. 有 4 个环
   D. 基本母核有 30 个碳原子
   E. 有 8 个甲基

51. 三萜皂苷又称为酸性皂苷,因为其结构中有
   A. 羧基
   B. 醇羟基
   C. 酚羟基
   D. 氨基
   E. 酯基

52. 属于 α - 去氧糖的是
   A. 葡萄糖
   B. 鼠李糖
   C. 洋地黄糖
   D. 洋地黄毒糖
   E. 鸡纳糖

53. 胆汁酸属于
   A. 萜
   B. 甾
   C. 生物碱
   D. 氨基酸
   E. 苯丙素

54. 强心苷区别于其他苷类成分的一个重要特征是
   A. 糖链长
   B. 糖的种类多

C. 是 2 - 去氧糖
D. 是 2 - 羟基糖
E. 是 6 - 去氧糖

55. 常用于提取强心苷的溶剂是
   A. 水
   B. 乙醇
   C. 氯仿
   D. 丙酮
   E. 70% ~80% 乙醇

56. 富含强心苷的药材是
   A. 桂皮
   B. 葛根
   C. 黄花夹竹桃
   D. 银杏
   E. 洋金花

57. 知母药材中的主要化合物是
   A. 四环三萜皂苷
   B. 五环三萜皂苷
   C. 甾体皂苷
   D. 强心苷
   E. 植物甾醇

58. 可用于甾体皂苷沉淀分离的溶剂是
   A. 乙醇
   B. 丙酮
   C. 正丁醇
   D. 乙酸乙酯
   E. 氯仿

59. 确定螺旋甾烷和异螺旋甾烷的依据是
   A. C25 位的构型
   B. A/B 环的稠和方式
   C. B/C 环的稠和方式
   D. C/D 环的稠和方式
   E. C22 位的构型

60. 强心苷内酯环发生可逆性开环的条件是
    A. 碳酸氢钠水溶液
    B. 氢氧化钙水溶液
    C. 氢氧化钡水溶液
    D. 氢氧化钠水溶液
    E. 氢氧化钠醇溶液

61. 反向柱色谱常用的固定相是
    A. 硅胶
    B. 十八烷基硅烷
    C. 氨基键合相
    D. 氰基键合相
    E. 氧化铝

62. 氧化苦参碱水溶性大的原因是
    A. 具有内酰胺结构
    B. 具有半极性配位键
    C. 含有2个氮原子
    D. 具有双稠哌啶结构
    E. 具有羰基

63. 过碘酸氧化乙酰丙酮缩合反应显黄色的化合物是
    A. 山莨菪碱
    B. 东莨菪碱
    C. 莨菪碱
    D. 樟柳碱
    E. 汉防己甲素

64. 麻黄类生物碱的主要结构类型属于
    A. 哌啶类
    B. 有机胺类
    C. 吗啡烷类
    D. 单萜类
    E. 吲哚类

65. 根据水解产物不同来分类,五倍子鞣质属于
    A. 咖啡鞣质
    B. 逆没食子鞣质
    C. 可水解鞣质低聚体
    D. 缩合鞣质
    E. 没食子鞣质

66. 无色亚甲蓝反应可用于检识的成分是
    A. 蒽醌
    B. 香豆素
    C. 黄酮类
    D. 萘醌
    E. 生物碱

67. 在Borntrager反应中,呈红色至紫红色的是
    A. 羟基蒽醌
    B. 羟基蒽酚
    C. 二蒽酮
    D. 羟基蒽酮
    E. 二蒽酮苷

68. 下列除哪项外,均可与蛋白质产生沉淀
    A. 鞣质
    B. 苦味酸
    C. 硫酸铜
    D. 三氯乙酸
    E. 蛋白酶

69. 不属于蛋白质性质的是
    A. 溶于水形成胶体溶液,不溶于有机溶剂
    B. 在水溶液中可被高浓度氯化钠盐析而沉淀
    C. 酸或酶水解后可得到氨基酸
    D. 分子量较大,无等电点
    E. 能被鞣质沉淀

70. 被称为人体必需脂肪酸的是
    A. 棕榈油酸
    B. 油酸
    C. 棕榈酸
    D. 硬脂酸

E. α-亚麻酸

71. 黄芩苷可溶于的溶剂是
    A. 水
    B. 热乙酸
    C. 乙醇
    D. 甲醇
    E. 丙酮

72. 有扩张血管、增加脑血管流量,且含有双黄酮类成分的药材是
    A. 银杏
    B. 黄芩
    C. 大黄
    D. 槐米
    E. 葛根

73. 可区别挥发油与脂肪油性质的是
    A. 稳定性
    B. 溶解性
    C. 挥发性
    D. 酸性
    E. 极性

74. 用柱色谱分离有邻二酚羟基或3-OH或5-OH的黄酮类化合物时,不适合的填充剂是
    A. 聚酰胺
    B. 大孔吸附树脂
    C. 葡聚糖凝胶
    D. 硅胶
    E. 氧化铝

二、B型题（标准配伍题）

答题说明：

以下提供若干组考题,每组考题共用在考题前列出的A、B、C、D、E五个备选答案。请从中选择一个与问题关系最密切的答案。某个备选答案可能被选择一次、多次或不被选择。

(75~76题共用备选答案)
    A. 糖的种类
    B. 苷元的种类
    C. 苷的分子量
    D. 单糖间连接位置
    E. 苷键的构型

75. 苷酸水解后,水解液经处理,采用纸色谱可检识

76. 苷的^1H-NMR谱中糖的端基质子的耦合常数可用于确定

(77~78题共用备选答案)
    A. 浸渍法
    B. 渗滤法
    C. 煎煮法
    D. 回流提取法
    E. 连续回流提取

77. 不加热而浸出效率较高的方法是

78. 提取含挥发性成分的中药不宜使用的方法是

(79~80题共用备选答案)
    A. 结晶法
    B. 膜分离法
    C. 升华法
    D. 沉淀法
    E. 色谱分离法

79. 通过降低在水中溶解度而进行分离的方法是

80. 根据混合物中分子量大小不同而进行分离的方法是

(81~82题共用备选答案)
    A. 有机溶剂提取法
    B. 酸提碱沉法
    C. 水蒸气蒸馏法
    D. pH梯度萃取法

E. 氧化铝柱色谱法
81. 根据羟基蒽醌酸性不同进行混合物分离的方法是
82. 可用于挥发性苯醌提取的方法是

(83~84题共用备选答案)
  A. 五味子
  B. 厚朴
  C. 补骨脂
  D. 秦皮
  E. 白花前胡
83. 含有联苯环辛烯型木脂素的药材是
84. 含有简单香豆素的药材是

(85~86题共用备选答案)
  A. 查耳酮
  B. 黄酮醇
  C. 黄酮
  D. 二氢黄酮
  E. 花色素
85. 属平面型分子,水溶性强的是
86. 属非平面型分子,水溶性较强的是

(87~88题共用备选答案)
  A. Salkowski 反应
  B. Liebermann-Burchard 反应
  C. Raymond 反应
  D. Rosen-Heimer 反应
  E. Emerson 反应
87. 以醋酐和浓硫酸为显色试剂的反应称为
88. 以三氯乙酸为试剂的反应称为

(89~90题共用备选答案)
  A. 人参皂苷 Re
  B. 人参皂苷 Ra_1
  C. 人参皂苷 R_0
  D. 人参皂苷 Rg_3
  E. 人参皂苷 Rb_2
89. 属于齐墩果酸型化合物的是
90. 属于人参三醇型化合物的是

(91~92题共用备选答案)
  A. Liebermann-Burchard 反应
  B. Pettenkofer 反应
  C. Molish 反应
  D. Gibb's 反应
  E. Baljet 反应
91. 可用于检识胆汁酸的蔗糖-浓硫酸反应是
92. 可用于检识糖和苷的 α-萘酚-浓硫酸反应是

(93~94题共用备选答案)
  A. N 原子杂化方式
  B. 空间效应
  C. 氢键效应
  D. 诱导效应
  E. 共轭效应
93. 胍类生物碱一般显强碱性的原因是
94. 伪麻黄碱的碱性稍强于麻黄碱的原因是

(95~96题共用备选答案)
  A. 没食子鞣质
  B. 逆没食子鞣质
  C. 鞣花鞣质
  D. 缩合鞣质
  E. 复合鞣质
95. 经酸处理可生成鞣红的鞣质是
96. 经酸处理可生成没食子酸的鞣质是

(97~98题共用备选答案)
  A. 茚三酮反应
  B. 双缩脲反应
  C. Molish 反应
  D. Pettenkofer 反应
  E. Dragendorff 反应
97. 氨基酸的检识反应是
98. 蛋白质的检识反应是

(99~100题共用备选答案)
A. 黄酮
B. 黄酮醇
C. 异黄酮
D. 二氢黄酮
E. 查耳酮

99. 以2-苯基色原酮为基本母核,且3位无含氧基团取代的是
100. 黄酮基本母核2、3位双键被氢化的是

(101~102题共用备选答案)
A. 二氢黄酮
B. 香豆素
C. 黄酮醇
D. 异黄酮
E. 黄酮

101. 黄芩苷属于
102. 槐米的主要有效成分属于

(103~104题共用备选答案)
A. 芸香糖
B. 葡萄糖
C. 纤维素
D. 淀粉
E. 阿拉伯糖

103. 属于水不溶性多糖的是
104. 属于水溶性多糖的是

(105~106题共用备选答案)
A. 原生苷
B. 次生苷
C. 单糖苷
D. 多糖苷
E. 苷元

105. Molish反应呈阴性的是
106. 多属脂溶性成分,可用极性小的溶剂提取的是

(107~108题共用备选答案)
A. 吲哚苷
B. 酯苷
C. 酚苷
D. 氰苷
E. 醇苷

107. 黄酮苷大多属于
108. 苦杏仁苷属于

(109~110题共用备选答案)
A. Feigl反应
B. 无色亚甲蓝显色反应
C. Bontrager's反应
D. Kesting-Craven反应
E. 金属离子络合反应

109. 羟基蒽醌在碱性溶液中呈红色的反应是
110. 醌类衍生物在碱性条件下加热能与醛类及邻二硝基苯作用呈紫色的反应是

参考答案

1. E	2. D	3. B	4. A	5. B	6. D	7. B	8. A	9. C	10. A
11. D	12. E	13. A	14. C	15. A	16. C	17. A	18. D	19. D	20. B
21. A	22. E	23. B	24. A	25. B	26. D	27. C	28. C	29. C	30. A
31. C	32. D	33. C	34. E	35. E	36. C	37. C	38. A	39. B	40. C
41. D	42. D	43. D	44. A	45. D	46. A	47. C	48. C	49. A	50. D
51. A	52. D	53. B	54. C	55. E	56. C	57. C	58. B	59. A	60. D
61. B	62. B	63. D	64. B	65. E	66. D	67. A	68. E	69. D	70. E

71. B	72. A	73. C	74. E	75. A	76. E	77. B	78. C	79. D	80. B
81. D	82. C	83. A	84. D	85. E	86. D	87. B	88. D	89. C	90. A
91. B	92. C	93. E	94. C	95. D	96. A	97. A	98. B	99. A	100. D
101. E	102. C	103. C	104. D	105. E	106. E	107. C	108. D	109. C	110. A

方 剂 学

一、A型题（单句型最佳选择题）

答题说明：

以下每一道考题下面有 A、B、C、D、E 五个备选答案。请从中选择一个最佳答案。

1. 下列各项不属于消法的是
   A. 消痰利水
   B. 消疮散痈
   C. 消痞化积
   D. 通导大便
   E. 消导食积

2. 下列病证不可使用下法治疗的是
   A. 蓄血
   B. 积水
   C. 宿食
   D. 结痰
   E. 痞块

3. "君药分量最多"的正确理解是
   A. 方中君药用量最大，作用最强
   B. 君药必是方中用量最大的药物之一
   C. 君药在全方药物总量中所占比例最大
   D. 方中君药比臣、佐、使药的用量相对较大
   E. 方中君药的用量最大

4. 不符合方剂组成原则要求的是
   A. 不一定君臣佐使俱全，但君药不可缺少
   B. 方中诸药，主次有序，分工合作
   C. 辨证审因，随证立法
   D. 君药在全方总药量中所占比例最大
   E. 依法制方

5. 不属于佐药范畴的是
   A. 制约君臣药峻烈之性的药物
   B. 直接治疗次要症状的药物
   C. 用以消除或减低君臣药毒性的药物
   D. 配合君臣药加强治疗作用的药物
   E. 引导诸药至病所的药物

6. 属于使药作用范畴的是
   A. 协助君臣治疗兼证
   B. 针对某些次要症状发挥治疗作用
   C. 缓和君、臣药之峻烈
   D. 消除或减低君、臣药之毒性
   E. 引药至病所

7. 关于"反佐药"叙述正确的是
   A. 增强君臣药之力
   B. 兼治君臣之偏
   C. 缓和君臣药之峻
   D. 防止邪甚而拒药
   E. 降低君臣药之毒

8. 下列病证不宜使用解表剂治疗的是
   A. 风邪初中经络者
   B. 麻疹初起见表证者
   C. 水肿初起见表证者
   D. 温病初起见表证者

E. 痢疾初起见表证者

9. 九味羌活汤的组成中不含有的药物是
   A. 防风、甘草
   B. 当归、陈皮
   C. 苍术、白芷
   D. 细辛、生地黄
   E. 黄芩、川芎

10. 银翘散的组成中不含有的药物是
    A. 淡豆豉、牛蒡子
    B. 芦根、薄荷
    C. 淡竹叶、荆芥
    D. 桂枝、白前
    E. 桔梗、甘草

11. 柴葛解肌汤的组成药物除柴胡、葛根外，其余的是
    A. 紫苏、白芷、黄芩、白芍、桔梗、甘草
    B. 桂枝、独活、白芷、黄芩、芦根、甘草
    C. 防风、桂枝、荆芥、白芍、桔梗、甘草
    D. 白芷、防风、羌活、白芍、竹叶、甘草
    E. 羌活、白芷、黄芩、白芍、桔梗、甘草

12. 败毒散的组成中不包含的药物是
    A. 柴胡、前胡
    B. 淡竹叶、当归
    C. 羌活、独活
    D. 桔梗、茯苓
    E. 人参、川芎

13. 参苏饮与败毒散的组成中均含有的药物是
    A. 前胡、茯苓
    B. 羌活、当归
    C. 薄荷、川芎
    D. 陈皮、枳壳
    E. 独活、紫苏叶

14. 参苏饮与败毒散的组成中均不含有的药物是
    A. 柴胡、前胡
    B. 羌活、紫苏叶
    C. 茯苓、半夏
    D. 黄芪、枳实
    E. 人参、甘草

15. 桂枝汤的功效是
    A. 发表散寒，调畅营卫
    B. 解肌发表，调和营卫
    C. 发汗解表，调和营卫
    D. 发汗解表，透营达卫
    E. 散寒解表，调畅营卫

16. 吴鞠通谨遵《内经》"风淫于内，治以辛凉，佐以苦甘"之训创制的方剂是
    A. 清营汤
    B. 银翘散
    C. 桑菊饮
    D. 青蒿鳖甲汤
    E. 清络饮

17. 九味羌活汤的功效是
    A. 散寒除湿，通痹止痛
    B. 发汗解表，疏风止痛
    C. 宣肺散寒，除湿止痛
    D. 发汗祛湿，兼清里热
    E. 散寒解表，祛风除湿

18. 小青龙汤的功效是
    A. 解表化饮，降气平喘
    B. 解表散寒，温肺化饮
    C. 温肺化痰，降气定喘
    D. 宣肺降气，祛痰平喘
    E. 温肺化痰，止咳平喘

19. 银翘散的功效是
    A. 疏风解表，止咳化痰
    B. 疏散风热，止咳平喘

C. 辛凉宣泄,清肺平喘
D. 解肌发表,清热解毒
E. 辛凉透表,清热解毒

20. 下列各方的组成药物中不含生姜的是
    A. 麻黄汤
    B. 吴茱萸汤
    C. 温经汤
    D. 炙甘草汤
    E. 丁香柿蒂汤

21. 吴瑭所称"辛凉轻剂"指的是
    A. 桑菊饮
    B. 杏苏散
    C. 桑杏汤
    D. 银翘散
    E. 川芎茶调散

22. 吴瑭所称"辛凉平剂"指的是
    A. 桑菊饮
    B. 银翘散
    C. 桑杏汤
    D. 杏苏散
    E. 川芎茶调散

23. 下列泻下剂组成中不含大黄的是
    A. 调胃承气汤
    B. 麻子仁丸
    C. 黄龙汤
    D. 温脾汤
    E. 济川煎

24. 麻杏甘石汤中麻黄与生石膏共为君药,其配伍属于
    A. 相畏为用
    B. 相使为用
    C. 相杀为用
    D. 相须为用
    E. 相制为用

25. 黄龙汤组成中含有的药物是
    A. 当归、玄参
    B. 人参、生地
    C. 大黄、枳壳
    D. 桔梗、枳壳
    E. 桔梗、枳实

26. 麻子仁丸的配伍中不含
    A. 大黄
    B. 白芍
    C. 苦杏仁
    D. 当归
    E. 枳实

27. 黄龙汤的配伍除大黄、芒硝、枳实、厚朴外,其余的是
    A. 人参、当归、牛膝
    B. 人参、当归、甘草
    C. 生地黄、玄参、麦冬
    D. 生地黄、人参、玄参
    E. 当归、白芍、麦冬

28. 大黄在大黄牡丹汤中的配伍意义是
    A. 清泄瘀热,分利二便
    B. 清热泻火,导热下行
    C. 通肠泄热,以下代清
    D. 泄热除湿,通肠逐瘀
    E. 荡涤肠胃,泄热泻结

29. 增液承气汤的功效是
    A. 滋阴增液,泄热通便
    B. 滋阴益精,养血润肠
    C. 滋阴增液,润肠通便
    D. 滋阴增液,养血润燥
    E. 泄热通便,益气滋阴

30. 十枣汤服用的最适宜时间是
    A. 饭前服
    B. 饭后服

C. 睡前服
D. 不拘时服
E. 清晨空腹服

31. 下列各项对小青龙汤方药配伍意义的分析,其中不恰当的是
    A. 白芍和营养血
    B. 五味子酸涩敛气
    C. 半夏燥湿化痰
    D. 干姜温肺化饮
    E. 细辛散寒止痛

32. 清营汤中体现"透热转气"配伍意义的药物是
    A. 银花、生地
    B. 连翘、黄连
    C. 银花、麦冬
    D. 银花、连翘
    E. 黄连、银花

33. 功用为透邪解郁、疏肝理气的方剂是
    A. 逍遥散
    B. 痛泻要方
    C. 大柴胡汤
    D. 四逆散
    E. 小柴胡汤

34. 逍遥散主治证候的病机是
    A. 营血虚滞
    B. 土虚木乘
    C. 肝郁脾虚血虚
    D. 肝脾不和
    E. 肝郁脾虚

35. 由半夏、大枣、黄连、人参、干姜、黄芩、甘草组成的方剂是
    A. 枳实消痞丸
    B. 半夏泻心汤
    C. 枳实导滞汤

D. 半夏厚朴汤
E. 小柴胡汤

36. 芍药汤与白头翁汤两方组成中均含有的药物是
    A. 甘草
    B. 黄芩
    C. 黄柏
    D. 黄连
    E. 大黄

37. 防风在痛泻要方中的配伍意义是
    A. 疏风散寒
    B. 散肝舒脾
    C. 祛风胜湿
    D. 燥湿止痛
    E. 补脾柔肝

38. 清营汤证的发热特征是
    A. 午后低热
    B. 入暮潮热
    C. 身热夜甚
    D. 日晡潮热
    E. 夜热早凉

39. 竹叶石膏汤原方中麦冬与半夏的用量比例是
    A. 5∶1
    B. 4∶1
    C. 3∶1
    D. 2∶1
    E. 1∶1

40. 下列方剂中可用治斑疹隐隐的是
    A. 十灰散
    B. 消风散
    C. 清营汤
    D. 桃核承气汤
    E. 犀角地黄汤

41. 方药配伍寓有"通因通用"之意的方剂是
   A. 玉女煎
   B. 清胃散
   C. 凉膈散
   D. 芍药汤
   E. 苇茎汤

42. 由玄参、麦冬、犀角、金银花、黄连、生地黄、连翘、竹叶心、丹参组成的方剂是
   A. 仙方活命饮
   B. 凉膈散
   C. 普济消毒饮
   D. 犀角地黄汤
   E. 清营汤

43. 犀角地黄汤的功效是
   A. 清热解毒,凉血散瘀
   B. 利血通肺,凉血止血
   C. 清营解毒,透热养阴
   D. 活血祛瘀,行气止痛
   E. 清肝宁肺,凉血止血

44. 清暑益气汤中粳米的作用是
   A. 益胃和中
   B. 健脾化湿
   C. 养阴和胃
   D. 益气健脾
   E. 调和诸药

45. 清暑益气汤(《温热经纬》)组成中含有的药物是
   A. 人参、麦冬
   B. 荷梗、黄连
   C. 连翘、竹叶
   D. 知母、党参
   E. 天冬、西洋参

46. 主治阴疽的方剂是
   A. 再造丸
   B. 回阳救急汤
   C. 阳和汤
   D. 黄芪桂枝五物汤
   E. 仙方活命饮

47. 主治阴暑证的方剂是
   A. 杏苏散
   B. 桑杏汤
   C. 参苏饮
   D. 香薷散
   E. 益元散

48. 治疗暑热夹湿证的最宜选用的方剂是
   A. 藿香正气散
   B. 香薷饮
   C. 生脉散
   D. 六一散
   E. 白虎汤

49. 小建中汤是由桂枝汤如何化裁而成
   A. 去白芍
   B. 去白芍加饴糖
   C. 倍用白芍并加饴糖
   D. 倍用甘草加饴糖
   E. 倍用甘草、白芍

50. 阳和汤的组成药物有
   A. 熟地黄、鹿角、炮姜、麻黄、桂枝、白芥子、甘草
   B. 熟地黄、鹿角胶、炮姜炭、肉桂、麻黄、白芥子、甘草
   C. 熟地黄、鹿角胶、干姜、肉桂、麻黄、白芥子、川芎
   D. 生地黄、鹿角、炮姜炭、桂枝、麻黄、白芥子、细辛
   E. 熟地黄、鹿角胶、炮姜、桂枝、麻黄、细辛、甘草

51. 小建中汤的功效是

A. 温中祛寒,补气健脾
B. 温中补虚,降逆止痛
C. 温中补虚,降逆止呕
D. 温中散寒,缓急止痛
E. 温中补虚,和里缓急

52. 下列方剂中可用治消谷善饥的是
A. 一贯煎
B. 玉女煎
C. 健脾丸
D. 六君子汤
E. 黑逍遥散

53. 大补阴丸中体现"滋阴降火"配伍意义的药物是
A. 沙参、麦冬
B. 黄柏、知母
C. 熟地、山药
D. 枸杞、当归
E. 栀子、苦参

54. 下列哪个方剂具有宣肺降气、清热化痰功用
A. 定喘汤
B. 桑杏汤
C. 苏子降气汤
D. 贝母瓜蒌散
E. 麻黄杏仁甘草石膏汤

55. 补中益气汤的功效是
A. 健脾益气,养胃和中
B. 益气补血,健脾温阳
C. 补中益气,升阳举陷
D. 健脾养胃,渗湿和中
E. 补中健脾,渗湿止泻

56. 金匮肾气丸方中用量最大的是
A. 附子
B. 肉桂
C. 山萸肉
D. 干地黄
E. 山药

57. 固冲汤的功效是
A. 益气滋阴,化瘀止血
B. 降火坚阴,止血固精
C. 固冲摄血,益气健脾
D. 滋阴清热,止血固精
E. 温补肝肾,固冲止血

58. 易黄汤的功效是
A. 清热祛湿,收涩止带
B. 固肾止带,清热祛湿
C. 疏肝健脾,化湿止带
D. 补气健脾,化湿止带
E. 健脾益肾,收涩止带

59. 体现益气摄血法的代表方剂是
A. 当归补血汤
B. 固冲汤
C. 补中益气汤
D. 补阳还五汤
E. 桃红四物汤

60. 金锁固精丸的主治病证是
A. 心肾两虚之遗精
B. 肾阳亏虚之遗尿
C. 下焦湿热之遗精
D. 膀胱虚寒之遗尿
E. 肾虚不固之遗精

61. 真人养脏汤中配伍诃子的用意是
A. 涩肠止泻
B. 下气消胀
C. 下气消痰
D. 清肺利咽
E. 敛肺止咳

62. 天王补心丹中配伍茯苓的作用是
   A. 利水
   B. 宁心
   C. 健脾
   D. 渗湿
   E. 消痰

63. 酸枣仁汤的功效是
   A. 养心安神,滋阴补肾
   B. 补肾宁心,益智安神
   C. 养血安神,清热除烦
   D. 养心安神,和中缓急
   E. 滋阴清热,养血安神

64. 凉开剂中清热解毒之力最强的方剂是
   A. 安宫牛黄丸
   B. 牛黄清心丸
   C. 紫雪丹
   D. 至宝丹
   E. 苏合香丸

65. 除哪项外,其他均为紫雪丹的辨证要点
   A. 脉弦滑
   B. 神昏谵语
   C. 痉厥
   D. 舌红绛
   E. 高热烦躁

66. 苏合香丸中包含下列哪些药物
   A. 木香、香附、佛手
   B. 木香、沉香、檀香
   C. 木香、沉香、苍术
   D. 苏合香、荜茇、陈皮
   E. 苏合香、木香、苍术

67. 旋覆代赭汤的主治病证是
   A. 痰饮呕吐证
   B. 胃气虚寒证
   C. 胃虚痰阻气逆证
   D. 上实下虚喘咳证
   E. 胃虚有热之呃逆

68. 枳实薤白桂枝汤组成中含有的药物是
   A. 枳实、生姜
   B. 厚朴、大枣
   C. 枳实、大枣
   D. 厚朴、瓜蒌
   E. 半夏、瓜蒌

69. 半夏厚朴汤的主治病证是
   A. 六郁证
   B. 结胸证
   C. 梅核气
   D. 食积证
   E. 心下痞证

70. 症见胸膈痞闷,脘腹胀痛,嗳腐吞酸,恶心呕吐,饮食不消,宜用
   A. 越鞠丸
   B. 保和丸
   C. 健脾丸
   D. 半夏厚朴汤
   E. 苏子降气汤

71. 黄土汤的功效是
   A. 温阳健脾,养血止血
   B. 益气补血,养心安神
   C. 益气补血,健脾养心
   D. 温肾暖脾,渗湿止泻
   E. 温中散寒,益气健脾

72. 咳血方主治证候的病机特点是
   A. 血分有热,破血妄行
   B. 湿热蕴结,血渗肠道
   C. 脾阳不足,中焦虚寒
   D. 下焦瘀热,损伤血络
   E. 肝火犯肺,灼伤肺络

73. 川芎茶调散与大秦艽汤均具有的药物是
    A. 川芎、白芷、细辛、羌活、防风
    B. 川芎、独活、细辛、羌活、防风
    C. 川芎、白芷、辛夷、羌活、防风
    D. 川芎、荆芥、细辛、羌活、防风
    E. 川芎、白芷、细辛、当归、防风

74. 下列哪项是羚角钩藤汤的组成部分
    A. 浙贝母、茯苓
    B. 天麻、鲜生地
    C. 菊花、鸡子黄
    D. 竹茹、生甘草
    E. 桑枝、生白芍

75. 下列哪个方剂同时包含桑叶、菊花两味药
    A. 桑杏汤
    B. 银翘散
    C. 天麻钩藤饮
    D. 羚角钩藤汤
    E. 仙方活命饮

76. 下列哪项为羚角钩藤汤的主要功效
    A. 疏风除湿,清热养血
    B. 凉肝息风,增液舒筋
    C. 祛风化痰,通络止痉
    D. 祛风除湿,活血止痛
    E. 清热开窍,息风止痉

77. 百合固金汤中含有的药物是
    A. 生地、枳壳
    B. 玄参、桔梗
    C. 杏仁、胡麻
    D. 麦冬、生姜
    E. 白芍、阿胶

78. 五苓散的君药是
    A. 茯苓
    B. 泽泻
    C. 猪苓
    D. 白术
    E. 桂枝

79. 九味羌活汤和羌活胜湿汤均具有的作用是
    A. 祛湿止痛
    B. 发汗解表
    C. 清热祛湿
    D. 祛风利水
    E. 祛风胜湿

80. 苓桂术甘汤的功效是
    A. 温阳健脾,行气利水
    B. 温阳化饮,健脾利湿
    C. 祛湿和胃,行气利水
    D. 利水消肿,理气健脾
    E. 利水渗湿,温阳化气

81. 苓甘五味姜辛汤的功效是
    A. 利水消痰
    B. 温阳化气
    C. 温阳利水
    D. 温肺化饮
    E. 温经通络

82. 治疗痰伏中脘、流注经络证,最宜选用的方剂是
    A. 苓桂术甘汤
    B. 厚朴温中汤
    C. 大秦艽汤
    D. 茯苓丸
    E. 理中丸

83. 健脾丸组成中含有的药物是
    A. 半夏、陈皮
    B. 木香、山楂
    C. 扁豆、茯苓
    D. 黄芩、黄连
    E. 白芍、甘草

84. 保和丸和健脾丸两方组成中均含有的药物是
    A. 半夏、肉豆蔻
    B. 连翘、黄连
    C. 木香、砂仁
    D. 山楂、麦芽
    E. 神曲、山楂

85. 粳米、炙甘草在白虎汤中的配伍意义是
    A. 调和药性
    B. 益气和中
    C. 补益脾胃
    D. 益胃生津
    E. 健脾益气

86. 下列哪项是乌梅丸的主治病证
    A. 痰厥
    B. 蛔厥
    C. 气厥
    D. 血厥
    E. 晕厥

87. 再造散与败毒散的组成中均含有的药物是
    A. 附子、柴胡、桂枝
    B. 羌活、川芎、人参
    C. 当归、茯苓、甘草
    D. 党参、黄芪、煨姜
    E. 枳实、桔梗、玄参

88. 麻杏甘石汤的功效是
    A. 清肺泄热,止咳平喘
    B. 辛凉透表,兼清里热
    C. 辛凉宣泄,清肺解毒
    D. 辛凉宣肺,清热平喘
    E. 辛凉透表,宣泄肺热

89. 柴葛解肌汤的功效是
    A. 解肌疏风
    B. 解肌透疹
    C. 解肌清热
    D. 解肌发表
    E. 解肌散寒

90. 升麻葛根汤的功效是
    A. 疏散风热,养血活血
    B. 疏风养血,清热除湿
    C. 疏风祛湿,清热解毒
    D. 疏风活血,清热利湿
    E. 解肌透疹

91. 外感风寒,恶寒发热,头痛项强,肢体疼痛,无汗喘咳,舌苔薄白,脉浮紧者,治宜选用
    A. 麻黄汤
    B. 桂枝汤
    C. 羌活胜湿汤
    D. 大青龙汤
    E. 九味羌活汤

92. 九味羌活汤证的病因病机是
    A. 风寒湿邪,困束肌表,内有蕴热
    B. 阳气不足,外感风寒,营涩卫郁
    C. 风寒外束,卫阳不得外达,营气涩而不畅
    D. 风邪在表,卫强营弱,营卫不和
    E. 风寒湿邪郁久化热

93. 恶寒微热,头痛头重,腰脊重痛,或一身尽痛,难以转侧,苔白脉浮者,治宜选用
    A. 九味羌活汤
    B. 大青龙汤
    C. 防风通圣散
    D. 大秦艽汤
    E. 羌活胜湿汤

94. 阴暑,症见恶寒发热,头重身痛,无汗,胸闷,舌苔白腻而脉浮者,治宜选用
    A. 藿香正气散
    B. 桂苓甘露饮
    C. 香薷散

D. 竹叶石膏汤

E. 甘露消毒丹

95. 素有水饮,复感风寒,水寒相搏,以致肺寒气逆,喘咳痰多者,治宜选用
   A. 定喘汤
   B. 黑锡丹
   C. 苏子降气汤
   D. 小青龙汤
   E. 苓甘五味姜辛汤

96. 外感咳嗽,经服解表宣肺方药邪未尽去,仍咳嗽咽痒,微有恶寒发热者,治宜选用
   A. 桑杏汤
   B. 泻白散
   C. 止嗽散
   D. 桑菊饮
   E. 杏苏散

97. 桂枝汤中有调和营卫作用的配伍是
   A. 白芍与大枣
   B. 桂枝与白芍
   C. 大枣与甘草
   D. 生姜与甘草
   E. 桂枝与生姜

98. 桂枝汤原方服法要求"服已须臾,啜热稀粥一升余",其意义在于
   A. 防止过汗伤阳
   B. 助汗以祛外邪
   C. 防止过汗伤阴
   D. 护中以防伤胃
   E. 保护阳气

99. 小青龙汤的组成中含有的药物是
   A. 白芍、甘草
   B. 茯苓、半夏
   C. 陈皮、白芍
   D. 生姜、大枣

E. 苦杏仁、半夏

100. 下列各项中不属于小青龙汤配伍特点的是
    A. 宣肺与降气并行
    B. 温肺与温脾同施
    C. 解表与化饮相配
    D. 辛散与酸收并用
    E. 益气与养阴为伍

101. 银翘散中配伍荆芥穗、淡豆豉的目的是
    A. 疏散风热,宣肺止咳
    B. 解郁除烦,疏散风热
    C. 辛散解表,透邪外出
    D. 宣郁发表,疏风泄热
    E. 解表除烦,宣发郁热

102. 黄龙汤与增液承气汤中均含有的药物是
    A. 当归、人参
    B. 生地黄、麦冬
    C. 人参、甘草
    D. 生地黄、玄参
    E. 大黄、芒硝

103. 麻子仁丸的功效是
    A. 养阴清热,润肠通便
    B. 温肾益精,润肠通便
    C. 润肠泄热,行气通便
    D. 滋阴养血,润肠通便
    E. 滋阴增液,通便泄热

104. 十枣汤的功效是
    A. 养血润燥
    B. 养血安神
    C. 补气健脾
    D. 益气补血
    E. 攻逐水饮

105. 功能攻下热结、益气养血的方剂是

A. 麻子仁丸
B. 黄龙汤
C. 十枣汤
D. 济川煎
E. 增液承气汤

106. 麻子仁丸、济川煎、增液承气汤共有的功效是
A. 泄热
B. 行气
C. 养血
D. 滋阴
E. 润肠

107. 阳明温病,应下失下,气血大伤,阴液将竭,以致正虚不能运药,下之不通者,治宜选用
A. 调胃承气汤
B. 增液承气汤
C. 济川煎
D. 增液汤
E. 新加黄龙汤

108. 黄龙汤煎时加桔梗一撮的主要用意是
A. 升提以防气陷
B. 宣肺利气排脓
C. 宣肺祛痰利咽
D. 宣肺化痰止咳
E. 宣肺以助通畅

109. 关于十枣汤使用注意事项的叙述,错误的是
A. 得快下利后糜粥自养
B. 平旦服
C. 孕妇忌用
D. 宜从大剂量开始
E. 年老体弱者慎用

110. 大黄牡丹汤的功效是

A. 清热解毒,凉血泻火
B. 泻火通便,清上泻下
C. 泄热破瘀,散结消肿
D. 解毒消痈,活血祛瘀
E. 清热解毒,攻下散结

111. 不属于济川煎证临床表现的是
A. 大便秘结
B. 腰膝酸软
C. 脉象沉迟
D. 舌燥少津
E. 小便清长

112. 属于麻子仁丸主治病证的是
A. 津枯便秘
B. 气虚便秘
C. 寒积便秘
D. 阴虚便秘
E. 脾约便秘

113. 下列哪味药物在清胃散中既具有清热解毒作用又寓有"火郁发之"之意
A. 生地黄
B. 黄连
C. 升麻
D. 当归
E. 牡丹皮

114. 下列各项不属于黄龙汤证临床表现的是
A. 自利清水
B. 腹痛拒按
C. 身热口渴
D. 神疲少气
E. 脉象沉实

115. 黄龙汤主治病证的病因病机是
A. 阳明腑实,气阴不足
B. 阳明腑实,气血不足
C. 阳明腑实,津液不足

D. 热结里实,气阴不足

E. 热结里实,津液不足

116. 由大黄、白芍、枳实、生姜、半夏、柴胡、大枣、黄芩组成的方剂是

　　A. 逍遥散

　　B. 大柴胡汤

　　C. 柴胡疏肝散

　　D. 枳实消痞丸

　　E. 普济消毒饮

117. 下列哪个方剂中含有烧生姜

　　A. 再造散

　　B. 桑杏汤

　　C. 大承气汤

　　D. 逍遥散

　　E. 左归丸

118. 大柴胡汤的主治病证是

　　A. 少阳阳明合病

　　B. 阳明厥阴合病

　　C. 太阳少阳合病

　　D. 太阳少阴合病

　　E. 太阳阳明合病

119. 小柴胡汤的发热特征是

　　A. 骨蒸潮热

　　B. 入暮潮热

　　C. 往来寒热

　　D. 夜热早凉

　　E. 身热夜甚

120. 不属于逍遥散证临床表现的是

　　A. 口燥咽干

　　B. 两胁作痛

　　C. 往来寒热

　　D. 乳房胀痛

　　E. 脉弦而数

121. 下列各项,不属于半夏泻心汤证临床表现的是

　　A. 呕吐

　　B. 心下痞

　　C. 按之痛

　　D. 肠鸣下利

　　E. 苔腻微黄

122. 下列各项,不属于蒿芩清胆汤证临床表现的是

　　A. 寒热如疟

　　B. 寒轻热重

　　C. 胸胁胀痛

　　D. 吐酸苦水

　　E. 手足不温

123. 方药配伍寓有"辛开苦降"之意的方剂是

　　A. 黄连解毒汤

　　B. 半夏泻心汤

　　C. 桂枝汤

　　D. 芍药汤

　　E. 泻白散

124. 小柴胡汤和蒿芩清胆汤两方组成中均含有的药物是

　　A. 陈皮、大枣

　　B. 竹茹、黄芩

　　C. 半夏、甘草

　　D. 黄芩、青黛

　　E. 枳壳、滑石

125. 逍遥散中配伍薄荷的用意是

　　A. 疏肝散热

　　B. 疏肝理气

　　C. 疏散风热

　　D. 清利头目

　　E. 利咽透疹

126. 凉膈散的功效是

A. 泄热破瘀,散结消肿
B. 润肠泄热,行气通便
C. 攻下热结,益气活血
D. 泻火通便,清上泄下
E. 泻下攻积,润肠通便

A. 苇茎汤
B. 止嗽散
C. 泻白散
D. 麻黄杏仁甘草石膏汤
E. 小青龙汤

127. 不属于仙方活命饮组成的是
    A. 贝母、乳香、没药
    B. 皂角刺、防风、甘草
    C. 天花粉、当归、防风
    D. 连翘、荆芥、木香
    E. 甘草、穿山甲、白芷

132. 苇茎汤的功效是
    A. 解表散寒,温肺化饮
    B. 清肺化痰,逐瘀排脓
    C. 辛凉宣肺,清肺平喘
    D. 降气平喘,祛痰止咳
    E. 宣利肺气,疏风止咳

128. 由生甘草梢、木通、生地黄、淡竹叶组成的方剂是
    A. 玉女煎
    B. 养阴清肺汤
    C. 犀角地黄汤
    D. 导赤散
    E. 凉膈散

133. 清胃散中不含有的是
    A. 升麻
    B. 当归
    C. 牡丹皮
    D. 生地黄
    E. 黄芩

129. 由泽泻、木通、当归、黄芩、龙胆草、柴胡、生地黄、甘草、栀子组成的方剂是
    A. 凉膈散
    B. 龙胆泻肝汤
    C. 当归芦荟丸
    D. 泻青丸
    E. 仙方活命饮

134. 由石膏、熟地黄、麦冬、知母、牛膝组成的方剂是
    A. 清胃散
    B. 清燥救肺汤
    C. 左归丸
    D. 一贯煎
    E. 玉女煎

130. 治疗胁肋疼痛,嘈杂吞酸,呕吐口苦,舌红苔黄,脉弦数者,宜用的方剂是
    A. 黄连解毒汤
    B. 龙胆泻肝汤
    C. 清胃散
    D. 左金丸
    E. 葛根芩连汤

135. 芍药汤的功效是
    A. 清热化湿,理气和中
    B. 清热燥湿,调和气血
    C. 燥湿运脾,行气和胃
    D. 宣畅气机,清利湿热
    E. 清热解毒,凉血止痢

131. 治疗气喘咳嗽,皮肤蒸热,日晡尤甚,舌红苔黄,脉细数者,最适宜的方剂是

136. 由知母、粳米、石膏、甘草组成的方剂是
    A. 麦冬汤
    B. 白虎汤
    C. 泻白散

D. 玉女煎

E. 泻青丸

137. 下列哪个方剂体现了以泻代清的特点

A. 白虎汤

B. 舟车丸

C. 导赤散

D. 凉膈散

E. 泻白散

138. 以下哪个方剂立法用药体现"行血则便脓自愈,调气则后重自除"

A. 消风散

B. 桑杏汤

C. 芍药汤

D. 牵正散

E. 黄土汤

139. 下列哪个方剂中重用生姜

A. 大建中汤

B. 吴茱萸汤

C. 健脾丸

D. 实脾散

E. 固冲汤

140. 以下哪个选项是阳和汤的主治病证

A. 五更泻

B. 阴疽

C. 大头瘟

D. 丹毒

E. 喑痱

141. 可用于治疗阳虚失血证的方剂是

A. 当归四逆汤

B. 黄芪建中汤

C. 小建中汤

D. 理中丸

E. 附子理中丸

142. 以下哪个选项是四逆汤证的病位

A. 心、肾

B. 肝、脾

C. 心、肝

D. 脾、肾

E. 脾、肺

143. 不属于理中丸主治病证的是

A. 崩漏

B. 失眠

C. 胸痹

D. 小儿慢惊

E. 呕吐

144. 不属于四逆汤主证的临床表现是

A. 呕吐不渴

B. 神衰欲寐

C. 舌淡苔白滑

D. 腹痛下利

E. 脉弦有力

145. 牛膝在玉女煎中的配伍意义是

A. 导热下行

B. 利水通淋

C. 活血祛瘀

D. 清热解毒

E. 补益肝肾

146. 下列各项,不属于四逆汤证临床表现的是

A. 四肢厥逆

B. 腹痛下利

C. 面色苍白

D. 神衰欲寐

E. 脉弦有力

147. 养阴清肺汤中配伍薄荷的用意是

A. 清利头目

B. 芳香辟秽

C. 清热透疹

D. 散邪利咽
E. 疏散肝郁

148. 下列哪组为乌梅丸的组成成分
    A. 党参、当归
    B. 蜀椒、肉桂
    C. 黄连、黄芩
    D. 生姜、细辛
    E. 桂枝、炮附子

149. 属于炙甘草汤组成的药物是
    A. 生地黄、玄参、麦冬
    B. 阿胶、当归、白芍
    C. 生地黄、阿胶、麦冬
    D. 麦冬、火麻仁、酸枣仁
    E. 生姜、大枣、黄芪

150. 金匮肾气丸主治病证中不包括
    A. 痰饮
    B. 妇人转胞
    C. 脚气
    D. 消渴
    E. 霍乱

151. 地黄饮子配伍药物中不包括
    A. 补肾填精药
    B. 滋补肾阴药
    C. 温补命火药
    D. 化痰开窍药
    E. 镇肝息风药

152. 下列哪项为杏苏散的君药
    A. 紫苏叶
    B. 苦杏仁
    C. 苦杏仁、紫苏叶
    D. 苏梗
    E. 苦杏仁、苏梗

153. 黄芪在补中益气汤中的配伍意义是

A. 补气行水
B. 补气升阳
C. 补气活血
D. 补气固表
E. 补气生血

154. 川楝子在一贯煎中的配伍意义是
    A. 柔肝缓急止痛
    B. 疏肝泄热理气
    C. 理气养阴生血
    D. 疏肝润肺生津
    E. 养血柔肝滋阴

155. 以下哪个选项是生脉散的功效
    A. 滋阴润肺,益气和胃
    B. 清热生津,益气补脾
    C. 益气养阴,生津润燥
    D. 益气生津,敛阴止汗
    E. 滋阴养血,通阳安神

156. 以下哪个选项是归脾汤的功效
    A. 补中益气,升阳举陷
    B. 益气补血,养心安神
    C. 益气健脾,渗湿止泄
    D. 益气补血,健脾养心
    E. 益气升阳,清热除湿

157. 生脉散和炙甘草汤共同的作用是
    A. 生津止汗
    B. 益气养阴
    C. 通阳复脉
    D. 生津润燥
    E. 清热滋阴

158. 以下哪个选项是四君子汤的主治病证
    A. 表虚自汗证
    B. 脾胃气虚证
    C. 气虚下陷证
    D. 脾虚夹湿证

E. 湿热困脾证

159. 地黄饮子的主治病证是
   A. 大头瘟
   B. 疟母
   C. 痿证
   D. 喑痱
   E. 蛔厥证

160. 可用于治疗疝气瘕聚的是哪个方剂
   A. 吴茱萸汤
   B. 四逆散
   C. 一贯煎
   D. 小建中汤
   E. 血府逐瘀汤

161. 大补阴丸主治病证的脉象是
   A. 尺脉滑数
   B. 关脉细数
   C. 寸脉弦滑
   D. 尺脉细数
   E. 尺脉数大无力

162. 当归补血汤主治病证的脉象是
   A. 脉细数
   B. 脉浮数
   C. 脉虚大无力
   D. 脉浮虚
   E. 脉洪大而虚

163. 完带汤主治病证的病位是
   A. 脾、肺
   B. 肺、肾
   C. 心、肾
   D. 心、脾
   E. 肝、脾

164. 不属于肾气丸主治病证的是
   A. 痰饮

B. 消渴
C. 水肿
D. 脚气
E. 寒痹

165. 下列哪些药物是苏子降气汤的组成部分
   A. 苏子、茴香
   B. 紫苏叶、茯苓
   C. 前胡、茯苓
   D. 桂枝、当归
   E. 厚朴、生姜

166. 六味地黄丸原方中熟地与泽泻的用量比例是
   A. 2∶1
   B. 4∶3
   C. 8∶3
   D. 9∶5
   E. 10∶3

167. 症见身热,干咳,少痰,气逆而喘,舌红少苔,脉虚大而数者,宜选用
   A. 清燥救肺汤
   B. 泻白散
   C. 贝母瓜蒌散
   D. 沙参麦冬汤
   E. 养阴清肺汤

168. 八正散与小蓟饮子两方组成中均含有的药物是
   A. 木通、小蓟
   B. 竹叶、甘草
   C. 生地、滑石
   D. 栀子、大黄
   E. 木通、滑石

169. 胆怯易惊,虚烦不宁,失眠多梦,呕吐呃逆,舌苔白腻微黄,脉弦滑略数,宜选用
   A. 清气化痰丸

B. 贝母瓜蒌散

C. 温胆汤

D. 二陈汤

E. 茯苓丸

170. 患者症见遗精滑泄,神疲乏力,腰痛耳鸣,舌淡苔白,脉细弱,治宜选用的方剂是

　　A. 桑螵蛸散

　　B. 四神丸

　　C. 缩泉丸

　　D. 六味地黄丸

　　E. 金锁固精丸

171. 固冲汤原方中用量最大的药味是

　　A. 白芍

　　B. 白术

　　C. 黄芪

　　D. 海螵蛸

　　E. 煅龙骨

172. 酸枣仁汤中配伍川芎的主要意义是

　　A. 祛瘀血,止疼痛

　　B. 行气滞,化瘀血

　　C. 调肝血,疏肝气

　　D. 祛风邪,止头痛

　　E. 祛风邪,止痹痛

173. 天王补心丹主治病位在哪两个脏腑

　　A. 肺、肾

　　B. 脾、肾

　　C. 心、肾

　　D. 肝、肾

　　E. 心、脾

174. 归脾汤与天王补心丹同时具有的功效是

　　A. 养心

　　B. 养肝

　　C. 健脾

　　D. 补肺

E. 滋肾

175. 下列方剂组成中含有干姜的是

　　A. 真武汤

　　B. 四神丸

　　C. 厚朴温中汤

　　D. 当归四逆汤

　　E. 橘皮竹茹汤

176. 下列哪项是枳实薤白桂枝汤的主要功效

　　A. 温阳化饮,行气散结

　　B. 疏肝解郁,行气止痛

　　C. 行气散结,降逆化痰

　　D. 温阳散结,祛痰下气

　　E. 行气温中,燥湿除满

177. 紫苏叶在半夏厚朴汤中的意义不包括的是

　　A. 行气

　　B. 理肺

　　C. 疏肝

　　D. 解郁

　　E. 散寒

178. 热结里实,应下失下,气血大伤,症见大便秘结,脘腹胀满,硬痛拒按,身热谵语,身倦少气,口舌干燥,舌苔焦黑,循衣撮空,神昏肢厥者,治宜选用

　　A. 增液承气汤

　　B. 调胃承气汤

　　C. 小承气汤

　　D. 黄龙汤

　　E. 大承气汤

二、B型题（标准配伍题）

答题说明：

　　以下提供若干组考题,每组考题共用在考题前列出的A、B、C、D、E五个备选答案。请从中选择一个与问题关系最密切的答案。某

个备选答案可能被选择一次、多次或不被选择。

(179～180题共用备选答案)
A. 药味加减的变化
B. 剂型更换的变化
C. 药量增减的变化
D. 药味加减与剂型更换变化的联合运用
E. 药味加减与药量增减变化的联合运用

179. 由逍遥散化裁为黑逍遥散属于
180. 由生姜泻心汤化裁为半夏泻心汤属于

(181～182题共用备选答案)
A. 麻黄、桂枝
B. 麻黄、细辛
C. 桂枝、细辛
D. 干姜、细辛
E. 干姜、半夏

181. 小青龙汤中主要发挥发汗解表作用的药物是
182. 小青龙汤中主要发挥温肺化饮作用的药物是

(183～184题共用备选答案)
A. 九味羌活汤
B. 藿香正气散
C. 羌活胜湿汤
D. 独活寄生汤
E. 败毒散

183. 气虚之体,外感风寒湿者,治宜选用
184. 外感风寒湿邪,内有蕴热者,治宜选用

(185～186题共用备选答案)
A. 甘草
B. 枳实
C. 芍药
D. 柴胡
E. 黄芩

185. 四逆散组成中不含有的药物是
186. 大柴胡汤组成中不含有的药物是

(187～188题共用备选答案)
A. 枳实、半夏
B. 甘草、大枣
C. 白术、当归
D. 香附、柴胡
E. 枳壳、陈皮

187. 大柴胡汤组成中含有的药物是
188. 蒿芩清胆汤组成中含有的药物是

(189～190题共用备选答案)
A. 甘草、粳米、石膏
B. 甘草、粳米、竹叶
C. 麦冬、人参、竹叶
D. 半夏、麦冬、黄连
E. 麦冬、石斛、半夏

189. 清暑益气汤(《温热经纬》)和竹叶石膏汤组成中均含有的药物是
190. 白虎汤和竹叶石膏汤组成中均含有的药物是

(191～192题共用备选答案)
A. 清暑益气汤
B. 生脉饮
C. 白虎汤
D. 香薷散
E. 六一散

191. 患者身热汗出,心烦口渴,体倦少气,小便短赤,脉虚数,治宜选用的方剂是
192. 患者身热烦渴,兼有泄泻,治宜选用的方剂是

(193～194题共用备选答案)
A. 桂枝、桃仁
B. 大黄、桃仁
C. 吴茱萸、川芎
D. 吴茱萸、桃仁
E. 吴茱萸、桂枝

· 53 ·

193. 上述哪味药为温经汤的君药
194. 上述哪味药为桃核承气汤的君药

(195~196题共用备选答案)
A. 四逆散
B. 四逆汤
C. 乌梅丸
D. 大承气汤
E. 当归四逆汤

195. 治疗阳郁厥逆,首选的方剂是
196. 治疗阳衰寒厥,首选的方剂是

(197~198题共用备选答案)
A. 麦门冬汤
B. 百合固金汤
C. 炙甘草汤
D. 归脾汤
E. 生脉散

197. 治疗气阴两虚之虚劳肺痿,首选的方剂是
198. 治疗阴阳气血之心动悸、脉结代,首选的方剂是

(199~200题共用备选答案)
A. 湿痰证
B. 痰厥眩晕,咳喘痞胀
C. 痰湿壅盛,内迷心窍所致中风,舌强不能言
D. 实热老痰证
E. 风痰上扰证

199. 导痰汤主治
200. 涤痰汤主治

(201~202题共用备选答案)
A. 逍遥散
B. 真人养脏汤
C. 易黄汤
D. 桑螵蛸散
E. 参苓白术散

201. 治疗脾肾虚寒,肠失固涩所致之久泻久痢,宜用的方剂是
202. 治疗肾虚湿热所致之带下,宜用的方剂是

(203~204题共用备选答案)
A. 白术
B. 苍术
C. 车前子
D. 山药
E. 人参

203. 在完带汤中有燥湿运脾作用的是
204. 在完带汤中有补脾祛湿作用的是

(205~206题共用备选答案)
A. 知母、茯苓
B. 茯苓、川芎
C. 白术、熟地
D. 白芍、白术
E. 酸枣仁、茯苓

205. 酸枣仁汤与八珍汤组成中均含有的药物是
206. 酸枣仁汤与天王补心丹组成中均含有的药物是

(207~208题共用备选答案)
A. 丹皮、当归
B. 升麻、当归
C. 黄芪、柴胡
D. 朱砂、生地
E. 黄连、生地

207. 清胃散与朱砂安神丸组成中均含有的药物是
208. 清胃散和补中益气汤组成中均含有的药物是

(209~210题共用备选答案)
A. 肺热壅盛,气逆不降之喘咳
B. 痰涎壅盛,肾不纳气之喘咳
C. 风寒束表,肾不纳气之喘咳
D. 风寒外束,痰热内蕴之喘咳

E. 风寒束表,水饮内停之喘咳

209. 苏子降气汤主治的喘咳是
210. 定喘汤主治的喘咳时

(211~212题共用备选答案)

A. 瘀血停于胸部
B. 瘀血停于胸胁
C. 瘀血停于少腹
D. 瘀血停于膈下
E. 瘀血停于头面

211. 血府逐瘀汤主治病证为
212. 复元活血汤主治病证为

(213~214题共用备选答案)
A. 生脉散
B. 清营汤
C. 大定风珠
D. 当归六黄汤
E. 青蒿鳖甲汤

213. 上述哪个方剂可用于治疗温病后期,阴伤邪伏证
214. 上述哪个方剂可用于治疗温病后期,阴虚动风证

(215~216题共用备选答案)
A. 紫雪
B. 大定风珠
C. 镇肝熄风汤
D. 安宫牛黄丸
E. 羚角钩藤汤

215. 上述哪个方剂可用于治疗温热病,肝经热盛,热极动风
216. 上述哪个方剂可用于治疗温热病,热闭心包兼热盛动风

(217~218题共用备选答案)
A. 疏散风热
B. 辛凉解表,芳香辟秽
C. 疏风透邪,止痒

D. 疏散风热,解毒利咽
E. 疏风止痛,清利头目

217. 薄荷、荆芥在川芎茶调散中的作用是
218. 荆芥、蝉蜕在消风散中的作用是

(219~220题共用备选答案)
A. 炙甘草汤
B. 麦冬汤
C. 养阴清肺汤
D. 玉液汤
E. 琼玉膏

219. 上述哪个方剂主治气血阴阳俱虚之虚劳肺痿
220. 上述哪个方剂主治肺胃阴虚,气火上逆之虚劳肺痿

(221~222题共用备选答案)
A. 四君子汤
B. 六味地黄丸
C. 补中益气汤
D. 百合固金汤
E. 参苓白术散

221. 上述哪个方剂配伍中体现了"培土生金"的治法
222. 上述哪个方剂配伍中体现了"金水相生"的治法

(223~224题共用备选答案)
A. 温阳利水
B. 阴水
C. 皮水
D. 风水
E. 蓄水证

223. 上述哪项是真武汤的功效或主治病证
224. 上述哪项是实脾散的功效或主治病证

(225~226题共用备选答案)
A. 五苓散
B. 猪苓汤

C. 五皮散
D. 苓桂术甘汤
E. 防己黄芪汤

225. 上述哪个方剂主治水逆证
226. 上述哪个方剂主治皮水

(227~228题共用备选答案)
A. 苓桂术甘汤
B. 真武汤
C. 实脾散
D. 五苓散
E. 猪苓汤

227. 某男,47岁,胸胁支满,目眩心悸,短气而咳,舌苔白滑,脉弦滑,宜选用
228. 某女,60岁,水肿,身半以下肿甚,手足不温,口中不渴,胸腹胀满,大便溏,舌苔白腻,脉沉弦而迟,宜选用

(229~230题共用备选答案)
A. 枳术丸
B. 健脾丸
C. 保和丸
D. 枳实导滞丸
E. 枳实消痞丸

229. 上述哪个方剂有消食和胃、清热祛湿的功效
230. 上述哪个方剂具有消食导滞、清热祛湿的功效

(231~232题共用备选答案)
A. 大黄
B. 枳实
C. 厚朴
D. 神曲
E. 半夏曲

231. 上述哪项为枳实消痞丸的君药
232. 上述哪项为枳实导滞丸的君药

(233~234题共用备选答案)
A. 苍术
B. 栀子
C. 山楂
D. 川芎
E. 香附

233. 上述哪项为越鞠丸的君药
234. 上述哪项是保和丸的君药

(235~236题共用备选答案)
A. 虚烦不宁
B. 咳吐黄痰
C. 两臂疼痛
D. 舌强不能言语
E. 足废不能用

235. 上述哪项为涤痰汤的主治病证
236. 上述哪项为温胆汤的主治病证

(237~238题共用备选答案)
A. 瓜蒌、百合
B. 生地黄、熟地黄
C. 贝母、桔梗
D. 麦冬、甘草
E. 花粉、陈皮

237. 上述哪组为清燥救肺汤和百合固金汤均具有的药物
238. 上述哪组为贝母瓜蒌散和百合固金汤均具有的药物

(239~240题共用备选答案)
A. 猪苓
B. 泽泻
C. 茯苓
D. 阿胶
E. 白术

239. 上述哪项不是猪苓汤的组成成分
240. 上述哪项不是五苓散的组成成分

(241~242题共用备选答案)
A. 燥湿运脾
B. 健脾助运
C. 补气健脾
D. 渗湿健脾
E. 发汗祛湿

241. 苍术在九味羌活汤中的配伍意义是
242. 苍术在平胃散中的配伍意义是

(243~244题共用备选答案)
A. 枸杞子
B. 川楝子
C. 生地黄
D. 白芍
E. 当归

243. 上述哪味药为镇肝熄风汤和一贯煎所共有
244. 上述哪味药为逍遥散和一贯煎所共有

(245~246题共用备选答案)
A. 沙参、麦冬
B. 玄参、天冬
C. 麦冬、牛膝
D. 麦冬、生地黄
E. 天冬、当归

245. 上述哪项为天王补心丹和镇肝熄风汤所共有的药物
246. 上述哪项为天王补心丹和一贯煎所共有的药物

(247~248题共用备选答案)
A. 麝香、老葱
B. 枳壳、香附
C. 枳壳、桔梗
D. 肉桂、小茴香
E. 秦艽、羌活

247. 上述哪组药物是通窍活血汤的组成部分
248. 上述哪组药物是身痛逐瘀汤的组成部分

(249~250题共用备选答案)
A. 当归、枳壳
B. 柴胡、升麻
C. 桔梗、枳壳
D. 柴胡、当归
E. 当归、升麻

249. 血府逐瘀汤与补中益气汤组成中均含有的药物是
250. 血府逐瘀汤与败毒散组成中均含有的药物是

(251~252题共用备选答案)
A. 安宫牛黄丸
B. 至宝丹
C. 牛黄清心丸
D. 苏合香丸
E. 行军散

251. 症见神昏谵语,身热烦躁,痰盛气粗,舌绛苔黄垢腻,脉滑数,宜用
252. 症见患者突然昏倒,牙关紧闭,不省人事,苔白脉迟,宜用

(253~254题共用备选答案)
A. 安宫牛黄丸
B. 至宝丹
C. 牛黄清心丸
D. 紫雪
E. 苏合香丸

253. 凉开剂中长于芳香开窍、化浊辟秽的方剂是
254. 凉开剂中长于镇惊安神的方剂是

(255~256题共用备选答案)
A. 旋覆代赭汤
B. 橘皮竹茹汤
C. 大柴胡汤
D. 小半夏汤
E. 吴茱萸汤

255. 治疗肝胃虚寒,浊阴上逆所致的颠顶头

痛,呕吐涎沫,首选的方剂是

256.治疗胃气虚弱,痰浊气逆所致的胃脘痞满,呕吐呃逆,首选的方剂是

(257~258题共用备选答案)

A. 茯苓、白术

B. 人参、山药

C. 山药、茯苓

D. 砂仁、薏苡仁

E. 山药、薏苡仁

257.参苓白术散和归脾汤组成中均含有的药物是

258.完带汤和参苓白术散组成中均含有的药物是

(259~260题共用备选答案)

A. 皮肤蒸热

B. 夜热早凉

C. 骨蒸潮热

D. 烦渴燥热

E. 午后身热

259.青蒿鳖甲汤证的发热特征是

260.泻白散证的发热特征是

(261~262题共用备选答案)

A. 润肠通便

B. 轻下热结

C. 缓下热结

D. 微去里实

E. 峻下热结

261.小承气汤的功效是

262.调胃承气汤的功效是

(263~264题共用备选答案)

A. 龙骨、牡蛎

B. 白术、白芍

C. 人参、白术

D. 芡实、莲子

E. 山药、黄芪

263.同时见于完带汤和固冲汤中的药味是

264.同时见于金锁固精丸和固冲汤中的药味是

参考答案

1. C	2. E	3. D	4. D	5. E	6. E	7. D	8. A	9. B	10. D
11. E	12. B	13. A	14. D	15. B	16. B	17. D	18. B	19. E	20. A
21. A	22. B	23. E	24. E	25. E	26. D	27. B	28. D	29. A	30. E
31. E	32. D	33. D	34. C	35. D	36. D	37. D	38. D	39. D	40. C
41. D	42. E	43. A	44. A	45. B	46. C	47. D	48. D	49. C	50. B
51. E	52. B	53. B	54. A	55. C	56. D	57. C	58. C	59. B	60. C
61. A	62. B	63. C	64. A	65. A	66. B	67. C	68. B	69. C	70. A
71. A	72. E	73. A	74. D	75. D	76. B	77. C	78. B	79. E	80. B
81. D	82. D	83. B	84. E	85. D	86. B	87. B	88. E	89. C	90. E
91. A	92. A	93. E	94. C	95. D	96. C	97. C	98. B	99. A	100. E
101. C	102. E	103. C	104. E	105. B	106. E	107. E	108. E	109. D	110. C
111. D	112. E	113. C	114. E	115. B	116. E	117. C	118. A	119. C	120. E
121. C	122. E	123. B	124. C	125. A	126. D	127. D	128. D	129. B	130. D
131. C	132. B	133. E	134. E	135. B	136. B	137. D	138. C	139. B	140. B

141. D	142. A	143. B	144. E	145. A	146. E	147. D	148. E	149. C	150. E
151. E	152. C	153. B	154. B	155. D	156. D	157. B	158. B	159. D	160. C
161. D	162. E	163. E	164. E	165. E	166. C	167. A	168. E	169. C	170. E
171. B	172. C	173. C	174. A	175. C	176. D	177. E	178. D	179. A	180. D
181. A	182. D	183. E	184. A	185. E	186. A	187. A	188. E	189. B	190. A
191. A	192. E	193. E	194. B	195. A	196. B	197. A	198. C	199. B	200. C
201. B	202. C	203. B	204. A	205. B	206. E	207. E	208. B	209. B	210. D
211. A	212. B	213. E	214. C	215. E	216. A	217. E	218. C	219. A	220. B
221. E	222. D	223. A	224. B	225. A	226. C	227. A	228. C	229. C	230. D
231. B	232. A	233. E	234. C	235. D	236. A	237. D	238. C	239. E	240. D
241. E	242. A	243. B	244. E	245. B	246. D	247. A	248. E	249. D	250. C
251. B	252. D	253. B	254. D	255. E	256. A	257. A	258. B	259. B	260. A
261. B	262. C	263. B	264. A						

中医学基础

一、A 型题（单句型最佳选择题）

答题说明：

以下每一道考题下面有 A、B、C、D、E 五个备选答案。请从中选择一个最佳答案。

1. 人类昼寤夜寐的生活规律,反映的是
   A. 辨证论治
   B. 同病异治
   C. 人体是一个有机整体
   D. 人与自然环境的统一性
   E. 人与社会环境的统一性

2. 中医"肾虚"指的是
   A. 疾病
   B. 证候
   C. 症状
   D. 体征
   E. 状态

3. 社会条件和经济状况的剧烈变化会导致某些疾病的发生,这反映的是
   A. 人体是一个有机整体
   B. 人与自然环境相统一
   C. 人与社会环境相统一
   D. 天人相应的整体观
   E. 天地人三才一体观

4. 下列哪项不是中医学辨证思维的内容
   A. 辨病势
   B. 辨病因
   C. 辨病位
   D. 辨体质
   E. 辨病性

5. "感冒"指的是
   A. 证候
   B. 体征
   C. 症状
   D. 病
   E. 状态

6. 中医"肝郁脾虚"指的是
   A. 疾病
   B. 证候
   C. 症状
   D. 体征
   E. 状态

7. 夏季易患暑病,冬季易患寒病,这反映的是
   A. 辨证论治
   B. 同病异治
   C. 人体是一个有机整体
   D. 人与自然环境的统一性
   E. 人与社会环境的统一性

8. 人体是一个有机整体,其中心是
   A. 经络
   B. 六腑
   C. 奇恒之腑

D. 形体官窍

E. 五脏

9. 下列各项中,反映中医学基本特点的是
   A. 藏象学说为理论核心
   B. 阴阳五行学说为其理论框架
   C. 整体观念与辨证论治
   D. 生理学与病理学不能截然分开
   E. 望、闻、问、切为诊病方法

10. "恶心、呕吐"指的是
    A. 证候
    B. 体征
    C. 症状
    D. 病
    E. 状态

11. 虚寒证的病理基础是
    A. 阴偏胜
    B. 阳偏胜
    C. 阴偏衰
    D. 阳偏衰
    E. 阴损及阳

12. 形成"阴损及阳,阳损及阴"的根据是
    A. 阴阳互根
    B. 阴阳对立
    C. 阴阳消长
    D. 阴阳转化
    E. 阴阳制约

13. 对阴阳的含义理解不正确的是
    A. 阴阳属于中国古代哲学范畴
    B. 阴阳是对自然界相互关联的某些事物或现象对立双方属性的概况
    C. 阴阳可以表征不同事物或现象的属性特点
    D. 阴阳可以表征同一事物不同方面的属性特点
    E. 阴阳可以指代具体的事物或现象

14. 不论是"同病异治"还是"异病同治",其治疗原则依据是
    A. 体征的变化
    B. 病机的变化
    C. 症状的变化
    D. 病的变化
    E. 状态的变化

15. 以下中药之味性质属阳的是
    A. 酸
    B. 苦
    C. 咸
    D. 甘
    E. 涩

16. "重阴必阳,重阳必阴"阐释了何种机理
    A. 阴阳对立制约
    B. 阴阳互根互用
    C. 阴阳交感与互藏
    D. 阴阳消长平衡
    E. 阴阳转化

17. 关于人体组织结构的阴阳属性说法错误的是
    A. 就人体部位而言,上部为阳,下部为阴
    B. 就人体脏腑而言,五脏属阳,六腑属阴
    C. 就人体经络而言,经属阴,络属阳
    D. 就人体气血而言,气为阳,血为阴
    E. 就五脏而言,心肺属阳,肝脾肾属阴

18. 下列现象属性特点属阴的是
    A. 上升
    B. 推动
    C. 明亮
    D. 温煦
    E. 晦黯

19. 肾的阴阳属性是
    A. 阴中之阴
    B. 阴中之阳
    C. 阴中之至阴
    D. 阳中之阳
    E. 阳中之阴

20. 用阴阳学说来说明人体的组织结构,下列说法错误的是
    A. 五脏属阴,六腑属阳
    B. 背为阴,腹为阳
    C. 内为阴,外为阳
    D. 下部为阴,上部为阳
    E. 心肺属阳,肝、脾、肾属阴

21. 肝的阴阳属性是
    A. 阳中之阳
    B. 阳中之阴
    C. 阴中之阴
    D. 阴中之阳
    E. 阴中之至阴

22. "阴亢者,胜之以阳"所说明的阴阳关系是
    A. 对立制约
    B. 交感互藏
    C. 互根互用
    D. 相互转化
    E. 相互促进

23. 根据阴阳学说,五味属阴的是
    A. 辛、甘、酸
    B. 酸、苦、咸
    C. 辛、苦、甘
    D. 辛、甘、淡
    E. 辛、淡、咸

24. 与"重阳必阴"相关的理论是
    A. 阴阳的对立制约
    B. 阴阳的互根互用

    C. 阴阳的消长平衡
    D. 阴阳的相互转化
    E. 阴阳的平衡关系失调

25. "阳胜则阴病"指的是
    A. 阴盛格阳,使得虚阳外越
    B. 阳气亢盛,消灼人体阴液
    C. 阳气不足,导致阴气偏胜
    D. 阴损及阳,导致阴阳两虚
    E. 阴寒过盛,导致阳气损伤

26. 被称为阴阳之"征兆"的是
    A. 寒与热
    B. 水与火
    C. 明与暗
    D. 左与右
    E. 动与静

27. 五行相克的关系中,火"所不胜"的是
    A. 木
    B. 火
    C. 金
    D. 水
    E. 土

28. 五行相生关系中正确的是
    A. 木生火
    B. 金生木
    C. 水生金
    D. 木生水
    E. 土生木

29. 五行相克关系中正确的是
    A. 水克金
    B. 火克土
    C. 金克木
    D. 土克火
    E. 木克水

30. 下列五气中何项属五行之"火"
   A. 风
   B. 暑
   C. 湿
   D. 燥
   E. 寒

31. 从五行关系来看,《金匮要略》中"见肝之病,知肝传脾",其所指内容是
   A. 木生土
   B. 木乘土
   C. 木克土
   D. 土克木
   E. 土乘木

32. 下列哪一项不是根据五行相生规律确立的治法
   A. 滋水涵木法
   B. 益火补土法
   C. 培土生金法
   D. 金水相生法
   E. 佐金平木法

33. 五行相克的关系中,怒"所胜"的情志是
   A. 喜
   B. 思
   C. 悲
   D. 恐
   E. 惊

34. 按五行相克规律,肾之所不胜者是
   A. 肝
   B. 心
   C. 脾
   D. 肺
   E. 肾

35. 下列属"相侮"传变的是
   A. 心病及肝

   B. 心病及肺
   C. 心病及脾
   D. 心病及肾
   E. 肾病及心

36. 下列不属于五行之水的是
   A. 五色之黑
   B. 六腑之膀胱
   C. 五脏之肾
   D. 五体之筋
   E. 五味之咸

37. 按五行相生规律,肺之"母脏"是
   A. 肝
   B. 心
   C. 脾
   D. 肾
   E. 三焦

38. 患病初期见肝气郁结,继则出现脾虚之证,按五行理论分析是
   A. 相生
   B. 相克
   C. 相乘
   D. 相侮
   E. 母病及子

39. 按五行规律,肝病及心是
   A. 子病犯母
   B. 母病及子
   C. 相乘传变
   D. 相侮传变
   E. 相克

40. 六腑中的孤腑指的是
   A. 胆
   B. 胃
   C. 三焦
   D. 膀胱

E. 小肠

41. 被称为"后天之本"的脏是
    A. 心
    B. 肺
    C. 脾
    D. 肝
    E. 肾

42. 在肝主疏泄的生理功能中起根本作用的是
    A. 调畅情志
    B. 调节血量
    C. 调畅气机
    D. 疏通水道
    E. 促进脾胃消化吸收

43. 肾为气之根,主要指的是
    A. 肾为五脏阳气的根本
    B. 主水液的蒸腾气化作用
    C. 主膀胱的气化开合作用
    D. 摄纳肺吸入清气的作用
    E. 为一身气化功能的根本

44. "肝阳上亢"属于中医临床的
    A. 疾病
    B. 症状
    C. 体质
    D. 体征
    E. 证候

45. 五脏的生理特点是
    A. 虚实交替,泻而不藏
    B. 藏精气而不泻,实而不能满
    C. 传化物而不藏,满而不能实
    D. 藏精气而不泻,满而不能实
    E. 传化物而不藏,实而不能满

46. "喜润恶燥"的脏腑是
    A. 脾

B. 胃
C. 心
D. 肝
E. 小肠

47. 对全身水液代谢起主宰作用的是
    A. 小肠之泌别清浊
    B. 肺之通调水道
    C. 脾之运化水液
    D. 肾之蒸腾气化
    E. 肝之疏泄功能

48. 区别五脏、六腑、奇恒之腑的主要依据是
    A. 解剖形态的差异
    B. 经脉络属的有无
    C. 生理功能的差异
    D. 所在部位的不同
    E. 阴阳属性的不同

49. 血液运行主要依赖的是
    A. 心气
    B. 脾气
    C. 肝气
    D. 肺气
    E. 胃气

50. 引起"水土不服"的发病因素是
    A. 地域因素
    B. 气候因素
    C. 先天禀赋,体质较弱
    D. 生活、工作环境
    E. 精神状态

51. "血府"指的是
    A. 脉
    B. 心
    C. 肝
    D. 脾
    E. 冲脉

52. 主司精神、意识、思维、情志等心理活动的是
    A. 肝
    B. 心
    C. 肺
    D. 脾
    E. 肾

53. 心在液为
    A. 涕
    B. 唾
    C. 涎
    D. 汗
    E. 泪

54. 活动力极强、流动很迅速的气是
    A. 卫气
    B. 营气
    C. 元气
    D. 宗气
    E. 清气

55. 属于"逆治"法的是
    A. 热因热用
    B. 寒者热之
    C. 阳病治阴
    D. 用热远热
    E. 以通治通

56. 下列哪项属于肺的肃降功能
    A. 呼出体内浊气
    B. 将津液上输头面诸窍,外达全身皮毛肌腠宣散卫气
    C. 宣发卫气
    D. 将津液向内向下布散
    E. 将代谢后的津液化为汗液排出体外

57. 生理特性喜燥恶湿的脏腑是
    A. 肝
    B. 肺
    C. 脾
    D. 胆
    E. 心

58. 有"以升为健"特点的脏是
    A. 心
    B. 肺
    C. 肝
    D. 脾
    E. 肾

59. 胆汁的分泌与排泄依赖
    A. 胆贮藏、排泄胆汁的功能
    B. 肝主疏泄的功能
    C. 肾主藏精的功能
    D. 小肠泌别清浊的功能
    E. 脾主运化的功能

60. 关于肾的说法错误的是
    A. 肾开窍于耳及二阴
    B. 肾在液为汗
    C. 肾在志为恐
    D. 肾其华在发
    E. 肾在体合骨

61. 呼吸深度的维持取决于哪脏的功能
    A. 心
    B. 肾
    C. 脾
    D. 肝
    E. 肺

62. 五脏之中,被称为"水脏"的是
    A. 心
    B. 肺
    C. 肝
    D. 脾
    E. 肾

63. "泌别清浊"属于何脏腑的生理功能
    A. 脾
    B. 胃
    C. 大肠
    D. 小肠
    E. 肾

64. 能够"通行元气和运行水液"是
    A. 三焦
    B. 脾
    C. 肾
    D. 小肠
    E. 肝

65. "病"的概念是
    A. 疾病某一阶段的病理概括
    B. 疾病过程的症状
    C. 疾病过程中的症状和体征
    D. 疾病过程中的体征
    E. 疾病总过程的病理概括

66. 与呼吸功能密切相关的两脏是
    A. 肺、肾
    B. 心、肝
    C. 肝、肺
    D. 心、肾
    E. 脾、肾

67. 被称为"骨之余"的是
    A. 髓
    B. 齿
    C. 爪
    D. 筋
    E. 脑

68. 产生"天癸"的主要物质是
    A. 肾中之精气
    B. 肾阳之温煦
    C. 肾阴之濡润
    D. 肾之封藏
    E. 元气之充足

69. 导致"故水病者,下为胕肿大腹,上为喘呼不得卧"的病理基础主要是
    A. 心肾功能失常
    B. 脾肺功能失常
    C. 脾胃功能失常
    D. 肺肾功能失常
    E. 肝肾功能失常

70. "脾统血"的主要机制是
    A. 控制血液的流速
    B. 增加内脏血容量
    C. 调节外周血容量
    D. 固摄血液在脉内运行
    E. 控制血液的生成

71. 水液运行的通道是
    A. 经脉
    B. 络脉
    C. 腠理
    D. 三焦
    E. 气门

72. 五脏与五体相关,肾在体的是
    A. 皮
    B. 脉
    C. 肉
    D. 筋
    E. 骨

73. 被称为"君主之官"的是
    A. 肝
    B. 心
    C. 脾
    D. 肺
    E. 肾

74. 下列影响疫疠的发生与流行的因素不确切的是
   A. 气候的反常变化
   B. 社会因素
   C. 预防隔离工作
   D. 精神状态
   E. 环境条件

75. 下列各项中,与"三焦"功能相关的是
   A. 受盛之官
   B. 传导之官
   C. 决渎之官
   D. 州都之官
   E. 相傅之官

76. 保证肺能吸入自然之清气,所依赖的主要功能是
   A. 宣发
   B. 肃降
   C. 疏通
   D. 调节
   E. 朝百脉

77. 下列各项中,与女子胞的功能关系最为密切的是
   A. 心、肝、脾、冲脉、督脉
   B. 心、肺、肾、阳明脉、带脉
   C. 心、肾、冲脉、任脉、督脉
   D. 心、脾、冲脉、任脉、带脉
   E. 心、肝、脾、肾、冲脉、任脉

78. 被称为"太仓"的是
   A. 上气海
   B. 下气海
   C. 水谷之海
   D. 血海
   E. 髓海

79. 被称为"气机升降之枢纽"的脏腑是
   A. 肺、肾
   B. 肝、肺
   C. 脾、胃
   D. 心、肾
   E. 脾、肺

80. 病久必累及的脏腑是
   A. 心
   B. 肺
   C. 脾
   D. 肝
   E. 肾

81. 与神志活动关系最密切的脏是
   A. 肝
   B. 肺
   C. 肾
   D. 脾
   E. 心

82. 水谷精微的转输布散主要依赖的脏腑功能是
   A. 胃主腐熟
   B. 小肠主受盛化物
   C. 脾主运化
   D. 肝主疏泄
   E. 肾阳主温煦

83. 脏腑相关理论中,与"精血同源"相关的脏是
   A. 心、肾
   B. 脾、肾
   C. 肺、肾
   D. 心、肝
   E. 肝、肾

84. 气机指的是
   A. 气的变化
   B. 气的升降

C. 气的运动
D. 气、血、津液等物质互相作用的运动形式
E. 气的生成

85. 以下关于呕吐物主病的叙述错误的是
    A. 呕吐痰涎,其质清稀者,属于寒饮
    B. 呕吐物清稀而夹有食物,无酸臭味者,多为胃气虚寒
    C. 呕吐物色黄味苦,多属肝胆有热,胃失和降
    D. 呕吐物秽浊酸臭,多因胃热或食积所致
    E. 吐血鲜红或暗红,夹有食物残渣,多为内痈

86. 对人体之气的生成说法错误的是
    A. 来源包括禀受父母的先天之精气
    B. 来源包括饮食物中的水谷之精气
    C. 来源包括存在于自然界中的清气
    D. 通过肺、脾、肾等脏腑综合作用实现
    E. 通过骨髓和肝脏作用实现

87. 人体中气的基本运动形式不包括
    A. 升
    B. 降
    C. 出
    D. 入
    E. 聚

88. 与一身之气生成密切相关的是
    A. 心、肝、肺
    B. 心、肝、肾
    C. 肝、肺、肾
    D. 脾、肺、肾
    E. 心、肺、脾

89. 能入脉化血和营养全身的是
    A. 营气
    B. 卫气
    C. 脾气

D. 宗气
E. 谷气

90. "吐下之余,定无完气"说明
    A. 气能生津
    B. 气能行津
    C. 气能摄津
    D. 津能载气
    E. 津能养气

91. 治疗血虚病,常常配以补气药,是何种理论的临床应用
    A. 血能养气
    B. 血能载气
    C. 气能生血
    D. 气能行血
    E. 气能摄血

92. 气机失调,下降不及时,可形成的是
    A. 气闭
    B. 气陷
    C. 气逆
    D. 气脱
    E. 气滞

93. 行于脉内的气是
    A. 卫气
    B. 营气
    C. 宗气
    D. 元气
    E. 心气

94. 血液流行不畅,最主要的是
    A. 脾不健运
    B. 心阳不振
    C. 肺气不宣
    D. 脾不统血
    E. 三焦气化失司

95. "阳脉之海"是
    A. 阳跷脉
    B. 督脉
    C. 阳维脉
    D. 任脉
    E. 冲脉

96. 最细小的络脉是
    A. 胃之络脉
    B. 孙络
    C. 心之络脉
    D. 别络
    E. 浮络

97. 在人体的经络系统中,与脏腑有直接络属关系的是
    A. 十二经脉
    B. 奇经八脉
    C. 十二经筋
    D. 十二经别
    E. 十五别络

98. 经络系统中,气血运行的主要通道是
    A. 十二经脉
    B. 奇经八脉
    C. 十二经别
    D. 十五别络
    E. 十二经筋

99. 针刺中"得气"和"行气"现象是指经络的哪项基本功能
    A. 沟通联系作用
    B. 感应传导作用
    C. 濡养作用
    D. 调节作用
    E. 运输渗灌作用

100. 下列经脉中表里经关系不成立的是
    A. 阴维脉与阳维脉
    B. 足太阴脾经与足阳明胃经
    C. 足厥阴肝经与足少阳胆经
    D. 手太阴肺经与手阳明大肠经
    E. 手少阴心经与手太阳小肠经

101. 在头面部,手太阳经主要分布的部位是
    A. 头项
    B. 头后
    C. 侧头部
    D. 面颊部
    E. 额部

102. 大怒、暴怒可以导致的是
    A. 气结
    B. 气下
    C. 气上
    D. 气滞
    E. 气散

103. 易伤脾的情志因素是
    A. 喜
    B. 怒
    C. 思
    D. 悲
    E. 恐

104. 最易引起气血凝滞的邪气是
    A. 风
    B. 寒
    C. 湿
    D. 燥
    E. 火

105. 易袭阳位,常为外邪致病先导的邪气是
    A. 风邪
    B. 寒邪
    C. 暑邪
    D. 燥邪
    E. 火邪

106. 六淫致病,最易导致疼痛的邪气是
 A. 热邪
 B. 寒邪
 C. 火邪
 D. 湿邪
 E. 燥邪

107. 六淫中,其性干涩,最易伤肺的是
 A. 暑邪
 B. 风邪
 C. 火邪
 D. 寒邪
 E. 燥邪

108. 六淫致病,最易引起各种出血证的是
 A. 风邪
 B. 暑邪
 C. 湿邪
 D. 燥邪
 E. 火邪

109. 疫气的致病特点是
 A. 易损伤阳气
 B. 易伤津耗气
 C. 易生风动血
 D. 传染性强
 E. 易扰动心神

110. 七情伤及内脏首先影响的脏腑是
 A. 肾
 B. 肝
 C. 心
 D. 脾
 E. 肺

111. 劳神过度,最易损伤
 A. 心、脾
 B. 肝、肺
 C. 心、肾
 D. 心、肝
 E. 肝、脾

112. 七情对脏腑气机影响,说法错误的是
 A. 怒则气上
 B. 喜则气缓
 C. 悲则气消
 D. 思则气结
 E. 恐则气乱

113. "久立伤骨,久行伤筋"体现了
 A. 劳力过度
 B. 劳神过度
 C. 房劳过度
 D. 过度安逸
 E. 过劳伤心

114. 对瘀血致病特点叙述错误的是
 A. 疼痛多为刺痛,痛处固定不移、拒按
 B. 肿块位置固定不移
 C. 出血多呈鲜红色
 D. 舌质紫黯,或舌上有瘀斑
 E. 脉象可见沉弦

115. 下列各项中,不可能为内生邪气的是
 A. 风邪
 B. 寒邪
 C. 暑邪
 D. 湿邪
 E. 火邪

116. 七情内伤致病,可直接伤及内脏,最易伤及的脏是
 A. 心、脾、肺
 B. 心、肺、肝
 C. 肺、脾、肾
 D. 肝、脾、肾
 E. 心、肝、脾

117. 最易耗气伤津的邪气是
   A. 风邪
   B. 燥邪
   C. 湿邪
   D. 暑邪
   E. 寒邪

118. 七情致病首先影响的是
   A. 脏腑
   B. 气机
   C. 血液
   D. 经脉
   E. 气血

119. 易袭人体阳位的邪气是
   A. 风邪
   B. 寒邪
   C. 暑邪
   D. 湿邪
   E. 燥邪

120. 湿邪致病,病程长,缠绵难愈,其原因是
   A. 湿为阴邪,阻遏气机
   B. 湿邪伤阳
   C. 湿性黏滞
   D. 湿性重浊
   E. 湿性趋下

121. 发病与否取决于
   A. 正气不足
   B. 邪气侵害
   C. 正邪斗争结果
   D. 地域因素
   E. 年龄因素

122. 在原发病的基础上,继而发生新的疾病是指
   A. 感而即发
   B. 伏而后发
   C. 徐发
   D. 继发
   E. 复发

123. 引起胖人或痰湿内盛者易患眩晕、中风的发病因素是
   A. 地域因素
   B. 气候因素
   C. 体质因素
   D. 生活、工作环境
   E. 精神状态

124. 最容易发生内燥病变的脏腑是
   A. 肺、胃、三焦
   B. 胃、肾、三焦
   C. 肝、胃、大肠
   D. 肺、胃、大肠
   E. 肺、脾、肾

125. 影响疾病发生、发展与转归的主要因素是
   A. 禀赋的强弱
   B. 合理的饮食
   C. 邪正的盛衰
   D. 邪气的性质
   E. 感邪的轻重

126. 真热假寒证的病机是
   A. 阴盛格阳
   B. 阳盛格阴
   C. 阳虚则寒
   D. 阴盛则寒
   E. 阴损及阳

127. 下列不属于疾病基本病机的是
   A. 邪正盛衰
   B. 气血失常
   C. 外感六淫
   D. 阴阳失调
   E. 津液代谢失常

128. "实"的病机变化最根本的方面是
    A. 邪气亢盛
    B. 脏腑功能亢盛
    C. 气血瘀滞明显
    D. 水液贮积过盛
    E. 痰浊壅滞过盛

129. 阳偏衰的病机是
    A. 阳气虚损,热量不足,机能减退
    B. 阴损及阳,机体阳气虚损
    C. 阴邪侵袭,伤及阳气,阴盛则阳病
    D. 阴寒直中脏腑,导致阳气受损
    E. 脏腑阴阳失去平衡

130. 下列阳虚证中,病情最重的是
    A. 肾阳虚
    B. 心阳虚
    C. 胃阳虚
    D. 脾阳虚
    E. 肺阳虚

131. "五志过极"可化生的是
    A. 内风
    B. 内寒
    C. 内湿
    D. 内燥
    E. 内火

132. 下列不属于"内风"的是
    A. 肝阳化风
    B. 阴虚风动
    C. 风邪袭表
    D. 血燥生风
    E. 血虚生风

133. 机体血虚最多涉及的脏腑是
    A. 心、肾
    B. 肺、脾
    C. 脾、肾
    D. 心、肝
    E. 心、脾

134. 与"寒从中生"关系最密切的两个脏是
    A. 心、肺
    B. 心、肾
    C. 脾、肾
    D. 肝、肾
    E. 心、脾

135. "至虚有盛候"的病机,其主要形成基础是
    A. 邪气亢盛,正气衰败
    B. 脏腑气血极虚,外现实象
    C. 邪气太盛,气血内闭,不能外达
    D. 邪气太盛,煎熬津液,阴精大伤
    E. 疾病初期,正邪交争过于激烈

136. 证候虚实的"虚"指的是
    A. 体质虚弱
    B. 气血虚弱
    C. 正气不足
    D. 邪留伤正
    E. 精气虚衰

137. "精气夺则虚"中"精气夺"是指
    A. 正气不足
    B. 体质虚弱
    C. 气血不足
    D. 邪气伤正
    E. 精虚

138. "大实有羸状"是指
    A. 虚中夹实
    B. 实中夹虚
    C. 真虚假实
    D. 真实假虚
    E. 上实下虚

139. 下列病机类型属于基本病机的是

A. 脏腑病机
B. 经络病机
C. 阴阳失调病机
D. 六淫病机
E. 卫气营血

140. "阴盛则寒"的证候性质是
A. 虚热证
B. 虚寒证
C. 实热证
D. 实寒证
E. 寒热错杂证

141. "用热远热,用寒远寒"所指的治疗原则是
A. 因人制宜
B. 因地制宜
C. 因时制宜
D. 治标
E. 标本同治

142. 以下关于汗出性质的叙述错误的是
A. 经常汗出不止,活动后尤甚者,称为自汗
B. 入睡时出汗,醒后则汗止者,谓之盗汗
C. 当病势沉重时,病人先全身战栗抖动,继而汗出者,称为战汗
D. 在病情危重的情况下大量出汗者为绝汗
E. 汗出淋漓、清稀而冷,同时伴有身凉肢厥、脉微欲绝之症,则属亡阴之汗

143. 以下关于呼吸主病的叙述错误的是
A. 呼吸微弱,多是肺肾之气不足,属于内伤虚损
B. 呼吸有力,声高气粗,多是热邪内盛,气道不利,属于实热证
C. 呼吸困难,短促急迫,甚则鼻翼扇动,或张口抬肩不能平卧的称为喘
D. 呼吸微弱,气少不足以息的,称为少气,多因气虚所致
E. 胸中郁闷不舒,发出长叹的声音,称为郑声

144. 病人神志清楚,语言时有错乱,语后自知言错,为
A. 谵语
B. 郑声
C. 独语
D. 错语
E. 叹息

二、B 型题(标准配伍题)

答题说明:
以下提供若干组考题,每组考题共用在考题前列出的 A、B、C、D、E 五个备选答案。请从中选择一个与问题关系最密切的答案。某个备选答案可能被选择一次、多次或不被选择。

(145~146 题共用备选答案)
A. 察外知内
B. 同病异治
C. 头痛医头,脚痛医脚
D. 异病同治
E. 辨病而治

145. 相同的病,出现了不同的证候,采取的治疗方法不同,其理论依据是

146. 不相同的病,出现了相同的证候,采取的治疗方法也相同,其理论依据是

(147~148 题共用备选答案)
A. 寒甚生热
B. 阴阳相错,而变由生也
C. 阴在内,阳之守也
D. 阳胜则阴病
E. 重阴必阳,重阳必阴

147. 可以用阴阳互根说明的是
148. 可以用对立制约说明的是

（149～150题共用备选答案）
A. 实热证
B. 虚热证
C. 实寒证
D. 虚寒证
E. 寒热错杂

149. 阴偏胜引起的证候是
150. 阴偏衰引起的证候是

（151～152题共用备选答案）
A. 怒
B. 喜
C. 悲
D. 恐
E. 思

151. 过度喜乐所胜的情志是
152. 过度恐惧所胜的情志是

（153～154题共用备选答案）
A. 木
B. 水
C. 金
D. 火
E. 土

153. 金的子行为
154. 火的母行为

（155～156题共用备选答案）
A. 相侮
B. 相乘
C. 子病犯母
D. 母病及子
E. 制化

155. "见肝之病,知肝传脾"依据的五行运行规律是
156. "水气凌心"依据的五行运行规律是

（157～158题共用备选答案）
A. 心与肺
B. 心与脾
C. 心与肾
D. 肝与脾
E. 肝与肾

157. "水火既济"相关的两脏是
158. "乙癸同源"相关的两脏是

（159～160题共用备选答案）
A. 爪
B. 齿
C. 唇
D. 发
E. 舌

159. 被称为"血之余"的是
160. 被称为"筋之余"的是

（161～162题共用备选答案）
A. 脉
B. 筋
C. 骨
D. 皮毛
E. 肌肉

161. 具有联结关节、肌肉功能的是
162. 能反映脾的运化功能盛衰的是

（163～164题共用备选答案）
A. 心
B. 肺
C. 脾
D. 肝
E. 肾

163. "主治节"的脏是
164. "主纳气"的脏是

（165～166题共用备选答案）
A. 气能生血
B. 津血同源
C. 气能行血
D. 气能行津

E. 津能载气

165. 某些水肿患者,采用宣降肺气的方法治疗,其理论根据是
166. "亡血家不可发汗",其理论根据是

(167~168 题共用备选答案)
A. 气的推动作用
B. 气的温煦作用
C. 气的固摄作用
D. 气的防御作用
E. 气的气化作用

167. 血液能正常运行于脉内而不溢出脉外,主要通过的是
168. 具有防止血、津液等液态物质无故流失作用的是

(169~170 题共用备选答案)
A. 面额部
B. 头侧部
C. 头顶部
D. 后头部
E. 面颊部

169. 少阳经在头部的运行部位是
170. 阳明经在头部的运行部位是

(171~172 题共用备选答案)
A. 开泄
B. 收引
C. 上炎
D. 黏滞
E. 干涩

171. 寒邪的特性是
172. 湿邪的特性是

(173~174 题共用备选答案)
A. 汗出恶风
B. 下利清谷,小便清长
C. 皮肤干涩
D. 狂躁妄动

E. 大便黏滞,小便混浊

173. 火热邪气致病可见的症状是
174. 湿邪致病可见的症状是

(175~176 题共用备选答案)
A. 寒邪
B. 风邪
C. 燥邪
D. 湿邪
E. 火邪

175. 容易导致皮肤瘙痒,发无定处的病邪是
176. 容易困阻脾土,影响运化的病邪是

(177~178 题共用备选答案)
A. 地域因素
B. 气候因素
C. 体质因素
D. 生活、工作环境
E. 精神状态

177. 夏令炎热,易致伤暑,与其相关的发病因素是
178. 远离海洋的山区,人群易患甲状腺肿,其发病原因是

(179~180 题共用备选答案)
A. 精气亏损
B. 气滞血瘀
C. 气随津脱
D. 津亏血瘀
E. 精血两虚

179. 属于精和气关系失常的是
180. 属于精和血关系失常的是

(181~182 题共用备选答案)
A. 阴盛则寒
B. 阴损及阳
C. 阳虚则寒
D. 阴盛格阳
E. 阳盛格阴

181. 邪热内盛,反见寒象的病机是
182. 阴寒内盛,反见热象的病机是

(183~184题共用备选答案)
A. 青色
B. 赤色
C. 黄色
D. 白色
E. 黑色

183. 主肾虚、寒证、瘀血和水饮,是阳虚寒盛、气血凝滞或水饮停留所致
184. 主惊风、寒证、痛证、瘀血,为气血不通,经脉瘀阻所致

(185~186题共用备选答案)
A. 脾胃气虚
B. 气血不足
C. 阴寒凝滞
D. 寒湿阻郁
E. 湿热熏蒸

185. 面目一身俱黄,黄而鲜明如橘子色的病因是
186. 面目一身俱黄,黄而晦暗如烟熏的病因是

(187~188题共用备选答案)
A. 心、肺
B. 脾、胃
C. 肾
D. 肝、胆
E. 三焦

187. 舌体前1/5为舌尖部,候
188. 舌之两边,候

(189~190题共用备选答案)
A. 膀胱湿热证
B. 大肠湿热证
C. 肝胆湿热证
D. 湿热蕴脾证
E. 肠热腑实证

189. 小便短赤,频急热痛,属

190. 大便脓血,里急后重,属

(191~192题共用备选答案)
A. 肾阴虚证
B. 肝阳上亢证
C. 脾阳虚证
D. 胃火炽盛证
E. 脾不统血证

191. 齿龈红肿出血,口臭,渴喜冷饮,舌红苔黄,脉数,宜诊断为
192. 皮下紫斑,头晕心悸,神疲乏力,纳少,舌淡苔白,脉细,宜诊断为

(193~194题共用备选答案)
A. 心火上炎证
B. 心火亢盛证
C. 火热扰闭心神证
D. 心火下移证
E. 胃火炽盛证

193. 心烦失眠,面赤口渴,身热汗出,便秘尿黄,舌尖红绛,苔黄,脉数,证属
194. 高热烦渴,神昏谵语,面赤身灼,便秘,尿短黄,舌红苔黄,脉洪数,证属

(195~196题共用备选答案)
A. 塞因塞用
B. 通因通用
C. 寒者热之
D. 热者寒之
E. 标本兼治

195. 妇女因血虚而致月经闭止,应采取的治则是
196. 湿热痢疾初期,出现腹痛,便脓血,里急后重,应采取的治则是

(197~198题共用备选答案)
A. 因人制宜
B. 因时制宜
C. 因地制宜
D. 治病求本

E. 祛除邪气
197. 痰涎壅塞的治疗原则是
198. 里热极盛,反见四肢发凉,其治疗原则是

(199~200题共用备选答案)
A. 急则治其标
B. 缓则治其本
C. 标本同治
D. 先扶正后祛邪
E. 先祛邪后扶正
199. 气虚感冒患者,宜选用的治则是
200. 二便不利宜选用的治则是

(201~202题共用备选答案)
A. 太阳经
B. 少阳经
C. 阳明经
D. 厥阴经
E. 少阴经
201. 头痛连项者属于
202. 头前疼痛连额者属于

(203~204题共用备选答案)
A. 风邪
B. 寒邪
C. 暑邪
D. 湿邪
E. 燥邪
203. 易侵犯上部的病邪是
204. 易侵犯下部的病邪是

(205~206题共用备选答案)
A. 阻滞气机升降
B. 导致气机收敛
C. 多易伤肺
D. 易生风动血
E. 易于引起流行
205. 寒邪的致病特点是
206. 湿邪的致病特点是

(207~208题共用备选答案)
A. 水肿病晚期
B. 消渴病
C. 中风病
D. 肺痈
E. 黄疸
207. 烂苹果气味多见于何病患者
208. 尿臊味多见于何病患者

(209~210题共用备选答案)
A. 实热证
B. 虚热证
C. 血瘀证
D. 戴阳证
E. 血虚证
209. 久病重病面色苍白,而颧颊部嫩红如妆,证属
210. 病人满面通红者,证属

(211~212题共用备选答案)
A. 风热犯肺证
B. 肺热炽盛证
C. 痰热壅肺证
D. 燥邪犯肺证
E. 肝火犯肺证
211. 发热咳嗽,气粗而喘,鼻息灼热,咽喉红肿疼痛,便秘溲赤,舌红苔黄,脉数,证属
212. 发热微恶寒,咳嗽,痰少而黄,气喘鼻塞,流浊涕,舌尖红,苔薄黄,脉浮数,证属

(213~214题共用备选答案)
A. 肝阳化风证
B. 血燥生风证
C. 血虚生风证
D. 阴虚生风证
E. 热极生风证
213. 头重脚轻,眩晕欲仆者,证属
214. 手足蠕动,舌红少苔者,证属

参 考 答 案

1. D	2. B	3. C	4. D	5. D	6. B	7. D	8. E	9. C	10. C
11. D	12. A	13. E	14. B	15. D	16. E	17. B	18. E	19. A	20. B
21. D	22. A	23. B	24. D	25. B	26. B	27. D	28. A	29. C	30. B
31. B	32. E	33. B	34. C	35. D	36. D	37. C	38. C	39. B	40. C
41. C	42. C	43. D	44. E	45. D	46. B	47. B	48. C	49. A	50. A
51. A	52. B	53. D	54. A	55. B	56. D	57. C	58. D	59. B	60. B
61. B	62. E	63. D	64. A	65. E	66. A	67. B	68. A	69. D	70. D
71. D	72. E	73. B	74. D	75. C	76. B	77. E	78. C	79. C	80. E
81. E	82. C	83. E	84. C	85. E	86. E	87. E	88. D	89. A	90. D
91. C	92. C	93. B	94. B	95. B	96. B	97. A	98. A	99. B	100. A
101. D	102. C	103. C	104. B	105. A	106. B	107. E	108. E	109. D	110. C
111. A	112. E	113. A	114. C	115. C	116. E	117. D	118. A	119. A	120. C
121. C	122. D	123. C	124. D	125. C	126. B	127. C	128. A	129. A	130. A
131. E	132. C	133. D	134. C	135. B	136. C	137. A	138. D	139. C	140. D
141. C	142. E	143. E	144. D	145. B	146. D	147. C	148. D	149. C	150. B
151. C	152. B	153. B	154. A	155. B	156. B	157. C	158. E	159. D	160. A
161. B	162. E	163. B	164. E	165. D	166. B	167. C	168. C	169. B	170. A
171. B	172. D	173. D	174. E	175. B	176. D	177. B	178. A	179. A	180. E
181. E	182. D	183. E	184. A	185. E	186. D	187. A	188. D	189. A	190. B
191. D	192. E	193. B	194. C	195. A	196. B	197. E	198. D	199. C	200. A
201. A	202. C	203. A	204. D	205. B	206. A	207. B	208. A	209. D	210. A
211. B	212. A	213. A	214. D						

中药药理学

一、A 型题（单句型最佳选择题）

答题说明：

以下每一道考题下面有 A、B、C、D、E 五个备选答案。请从中选择一个最佳答案。

1. 下列关于细辛药理作用的叙述,错误的是
   A. 解热
   B. 镇痛
   C. 保肝
   D. 平喘
   E. 镇痛

2. 治疗突发性耳聋的药物是
   A. 麻黄
   B. 桂枝
   C. 柴胡
   D. 葛根
   E. 细辛

3. 通过抑制汗腺导管对钠离子重吸收而产生发汗作用的药物是
   A. 桂枝
   B. 生姜
   C. 葛根
   D. 防风
   E. 麻黄

4. 桂枝促发汗作用是通过
   A. 抑制汗腺导管对钠离子重吸收

   B. 兴奋汗腺α受体,使汗腺分泌增加
   C. 通过兴奋中枢神经系统有关部位而发汗
   D. 扩张血管,促进血液流向体表
   E. 增加机体产热

5. 关于细辛主要药理作用叙述错误的是
   A. 解热
   B. 镇静
   C. 抗心肌缺血
   D. 平喘
   E. 镇痛

6. 麻黄碱平喘作用的特点是
   A. 化学性质不稳定
   B. 口服无效
   C. 起效较慢,作用温和
   D. 作用维持时间短暂
   E. 作用不显著

7. 柴胡影响脂质代谢的主要成分是
   A. 黄酮类成分
   B. 柴胡挥发油
   C. 柴胡皂苷
   D. 柴胡多糖
   E. 油酸

8. 与麻黄"消肿"功效相关的药理作用是
   A. 兴奋中枢神经系统
   B. 抗病原微生物
   C. 平喘

D. 利尿
E. 发汗

9. 下列关于麻黄对心血管系统的作用,错误的是
   A. 麻黄碱对心脏具有正性肌力、正性频率作用
   B. 麻黄碱能收缩血管,升高血压
   C. 麻黄碱升压的特点是作用缓慢、温和、持久
   D. 反复应用不易产生快速耐受性
   E. 麻黄碱可直接或间接兴奋心肌上的肾上腺素能受体

10. 桂枝的现代应用是
    A. 风湿性关节炎
    B. 支气管哮喘
    C. 病毒性肝炎
    D. 偏头痛
    E. 突发性耳聋

11. 麻黄平喘的作用特点是
    A. 化学性质不稳定
    B. 注射有效
    C. 起效较慢,作用温和
    D. 作用维持时间短暂
    E. 作用不显著

12. 关于解表药主要药理作用叙述错误的是
    A. 发汗作用
    B. 解热作用
    C. 抗病原微生物作用
    D. 抑制组织异常增生
    E. 调节免疫作用

13. 温热药对寒证动物的影响是
    A. 血清 TSH 含量降低
    B. 肾上腺皮质激素合成和释放增多
    C. 延长动情周期

D. 促黄体生成素释放减少
E. 基础体温降低

14. 下列关于中药药动学研究内容的叙述,错误的是
    A. 生物膜对药物的转运
    B. 药物在体内的分布
    C. 药物的不良反应
    D. 药物的排泄
    E. 药物的生物转化

15. 下列关于中药配伍的基本内容,错误的是
    A. 单行
    B. 相须
    C. 相畏
    D. 相杀
    E. 拮抗

16. 大鼠长期饲喂寒凉药,对自主神经系统功能的影响是
    A. 心率加快
    B. 尿中 17-羟皮质类固醇排出量增多
    C. 尿中儿茶酚胺排出量减少
    D. 血浆中和肾上腺内多巴胺 β-羟化酶活性提高
    E. 耗氧量增加

17. 给予温热药引起的热证模型动物,其脑内神经递质的变化是
    A. 去甲肾上腺素含量增加
    B. 多巴胺含量降低
    C. 5-羟色胺含量升高
    D. 谷氨酸含量降低
    E. 乙酰胆碱含量降低

18. 下列有关中药四性对环核苷酸水平的影响,正确的是
    A. 寒凉药能提高热证患者细胞内 cAMP 含量

· 80 ·

B. 滋阴药能提高阴虚证患者细胞内 cAMP 含量

C. 温热药能提高寒证患者细胞内 cGMP 含量

D. 助阳药能提高阳虚证患者细胞内 cAMP 含量

E. 温热药能提高寒证患者细胞内 cGMP/cAMP 比值

19. 咸味药的主要成分是
   A. 挥发油
   B. 糖类
   C. 蛋白质
   D. 鞣质
   E. 无机盐

20. 苦味药抗菌、抗炎、解热的主要成分是
   A. 蛋白质
   B. 有机酸
   C. 生物碱
   D. 无机盐
   E. 挥发油

21. 在五味中,有毒中药占有较高比例的是
   A. 辛
   B. 酸
   C. 甘
   D. 苦
   E. 咸

22. 大多数解表药发汗、解热的化学成分是
   A. 挥发油
   B. 有机酸
   C. 鞣质
   D. 糖类
   E. 蛋白质

23. 注射与口服给药药理作用发生质的变化的药物是

A. 人参
B. 麻黄
C. 当归
D. 附子
E. 枳实

24. 大多数温热药具有的药理作用是
   A. 抑制中枢神经系统功能
   B. 抑制交感神经系统功能
   C. 抑制内分泌系统功能
   D. 加强基础代谢功能
   E. 具有抗感染作用

25. 具有软坚散结、软坚润下功效的药物具有的成分是
   A. 挥发油
   B. 糖类
   C. 蛋白质
   D. 无机盐
   E. 苷类

26. 枳实、青皮防治休克的剂型是
   A. 水煎液
   B. 糖浆
   C. 浸膏
   D. 注射剂
   E. 酊剂

27. 下列关于黄芩"清热燥湿,泻火解毒"功效相关的药理作用,错误的是
   A. 镇静
   B. 解热
   C. 保肝利胆
   D. 抗动脉粥样硬化
   E. 抗炎

28. 下列关于栀子药理作用的叙述,错误的是
   A. 栀子具有显著保肝、利胆作用
   B. 栀子醇提物及京尼平苷有中枢兴奋作用

C. 栀子醇提物能使正常大、小鼠体温显著下降,作用持久

D. 栀子对多种皮肤真菌均有不同程度的抑制作用

E. 栀子醇提物、水提物、乙酸乙酯部分和京尼平苷均有一定的抗炎作用

29. 能对栀子药理作用产生影响的清热药是

A. 麻黄

B. 知母

C. 黄芩

D. 人参

E. 附子

30. 小檗碱降压作用的特点是

A. 小檗碱对麻醉动物没有显著的降压作用

B. 降压作用与竞争性阻断α-肾上腺素受体有关

C. 小檗碱对清醒动物没有显著的降压作用

D. 降压同时心肌收缩力减弱

E. 降压同时心率加快

31. 有抗疟作用的化学成分是

A. 青蒿素

B. 京尼平苷

C. 鱼腥草素

D. 苦参碱

E. 小檗碱

32. 清热药的抗毒素作用是

A. 中和有毒物质

B. 抑制细菌的生长繁殖

C. 抑制毒素释放

D. 提高机体对内毒素的耐受能力

E. 抗氧自由基损伤

33. 有显著利胆作用的清热药是

A. 栀子

B. 知母

C. 大黄

D. 枳实

E. 山楂

34. 清热药的主要药理作用是

A. 发汗

B. 抗病原微生物

C. 发汗

D. 中枢抑制

E. 促消化

35. 下列关于清热药抗菌作用的叙述,错误的是

A. 用于急性感染性疾病疗效确切

B. 抗菌强度一般不及抗生素

C. 通过多个环节产生抗菌作用

D. 抗菌谱比较广泛

E. 小檗碱是黄连和黄芩的抗菌有效成分

36. 黄连抗溃疡的作用机理是

A. 增强胃蠕动

B. 中和胃酸

C. 镇静

D. 抑制幽门螺杆菌

E. 保肝

37. 能透过血脑屏障而产生中枢抑制作用的成分是

A. 小檗碱

B. 黄连碱

C. 四氢黄连碱

D. 药根碱

E. 甲基黄连碱

38. 下列关于芒硝的现代应用,错误的是

A. 急性胰腺炎

B. 便秘

C. 急性乳腺炎

D. 肛肠病

E. 氮质血症

39. 大黄有保护胃黏膜作用,因为其可
   A. 直接中和胃酸
   B. 抑制肿瘤坏死因子的产生
   C. 促进胃黏膜前列腺素生成
   D. 抑制胃蛋白酶
   E. 抑制胃黏膜前列腺素生成

40. 与莱菔子增强胃、十二指肠平滑肌收缩作用相关的机制可能是
   A. 激动 α 受体
   B. 抑制 α 受体
   C. 抑制 M 受体
   D. 激动 M 受体
   E. 激动 β 受体

41. 下列关于大黄保肝、利胆作用机理的叙述,错误的是
   A. 可促进肝细胞 RNA 合成及肝细胞再生
   B. 可刺激人体产生干扰素,抑制病毒的繁殖
   C. 可促进肝脏血液循环,改善微循环
   D. 疏通肝内毛细胆管,改善胆小管内胆汁淤积
   E. 促进胆囊和胆囊奥狄括约肌收缩,促进胆汁分泌

42. 有抗心肌缺血作用的祛风湿药是
   A. 秦艽
   B. 黄芩
   C. 黄芪
   D. 防己
   E. 五加皮

43. 下列关于厚朴"燥湿消积、行气平喘"功效相关的药理作用,错误的是
   A. 调整胃肠运动
   B. 保肝

C. 促进消化液分泌
D. 抑制血小板聚集
E. 抗菌抗病毒

44. 下列与芳香化湿药"健胃驱风"功效相关的药理作用是
   A. 抑制胃液分泌
   B. 调整胃肠运动功能
   C. 抗病原微生物
   D. 降血压
   E. 抗凝血

45. 广藿香中具有抗病毒作用的成分为
   A. 广藿香酮
   B. 广藿香醇
   C. 广藿香黄酮
   D. 藿香二萜类
   E. 广藿香吡啶

46. 下列关于泽泻"利小便,清湿热"功效相关药理作用,叙述错误的是
   A. 利尿
   B. 抗实验性肾结石
   C. 抗炎
   D. 抑制血小板聚集
   E. 增加尿量和排钠量

47. 下列关于泽泻的药理作用,错误的是
   A. 利尿
   B. 抗感染
   C. 降血脂
   D. 降血糖
   E. 增强免疫

48. 能抑制实验性肾结石形成的利水渗湿药是
   A. 泽泻
   B. 厚朴
   C. 茵陈
   D. 猪苓

E. 茯苓

49. 下列关于泽泻抗动脉粥样硬化作用机制的叙述,错误的是
　　A. 降血脂
　　B. 升高低密度脂蛋白(LDL)
　　C. 调节 PGI/TXA 的动态平衡
　　D. 抗氧化
　　E. 改善血液流变性

50. 利尿作用与抗醛固酮活性有关的药物是
　　A. 茯苓
　　B. 茵陈
　　C. 泽泻
　　D. 猪苓
　　E. 麻黄

51. 能治疗由轮状病毒所致的婴幼儿腹泻的药物是
　　A. 茵陈
　　B. 泽泻
　　C. 厚朴
　　D. 猪苓
　　E. 茯苓

52. 下列关于温里药"补火助阳、温里祛寒"功效相关药理作用错误的是
　　A. 强心
　　B. 降低血压
　　C. 扩张血管
　　D. 增加血流量
　　E. 增强交感-肾上腺系统功能

53. 干姜对消化系统的作用是
　　A. 抗溃疡
　　B. 抑制肠蠕动
　　C. 抑制唾液分泌
　　D. 催吐
　　E. 抑制消化机能

54. 下列关于附子中毒症状的叙述,错误的是
　　A. 恶心、呕吐、腹痛、腹泻
　　B. 头昏眼花
　　C. 口舌、四肢及全身发麻
　　D. 畏寒
　　E. 白细胞减少

55. 附子对血压的影响表现为
　　A. 有降压效应
　　B. 有升压效应
　　C. 既有升压又有降压效应
　　D. 对血压没有明显影响
　　E. 以上均非

56. 下列与温里药"温中止痛"功效有关的药理作用,叙述不正确的是
　　A. 抗溃疡
　　B. 调节胃肠运动
　　C. 抗腹泻
　　D. 抗炎,镇痛
　　E. 抗血栓形成

57. 附子升压的有效成分是
　　A. 乌头碱
　　B. 去甲乌药碱
　　C. 附子多糖
　　D. 氯化甲基多巴胺
　　E. 次乌头碱

58. 附子对阳虚证动物模型的影响表现为
　　A. 减少 M 受体数目
　　B. 增加 M 受体数目
　　C. 增强 cGMP 系统反应性
　　D. 降低 β 受体数目
　　E. 降低 cAMP 系统反应性

59. 下列关于附子的现代应用叙述,不正确的是
　　A. 抗休克

B. 缓慢型心律失常

C. 呕吐

D. 风湿性关节炎、神经痛

E. 偏头痛

60. 下列关于肉桂对心血管系统的作用,不正确的是

A. 强心

B. 改善心肌血流供应

C. 促进心肌侧支循环开放

D. 扩张血管

E. 升高血压

61. 枳实的现代应用是

A. 胃下垂

B. 尿路结石

C. 痛经

D. 高血压

E. 月经不调

62. N-甲基酪胺作用的受体是

A. DA 受体

B. N_2 受体

C. M 受体

D. β 受体

E. N_1 受体

63. 下列关于理气药功效相关的药理作用,叙述不正确的是

A. 调节胃肠运动

B. 调节消化液分泌

C. 收缩支气管平滑肌

D. 调节子宫功能

E. 利胆

64. 青皮引起血压升高的成分是

A. N-甲基酪胺

B. 对羟福林

C. 橙皮苷

D. 柠檬烯

E. β-月桂烯

65. 下列不含有对羟福林的药物是

A. 枳壳

B. 枳实

C. 青皮

D. 陈皮

E. 香附

66. 理气药中松弛胃肠平滑肌作用最强的是

A. 青皮

B. 枳壳

C. 枳实

D. 木香

E. 香附

67. 下列关于枳实的药理作用,错误的是

A. 调节胃肠道平滑肌功能

B. 抗溃疡

C. 镇痛

D. 镇咳

E. 兴奋心脏,升高血压

68. 下列关于莱菔子的药理作用,错误的是

A. 收缩平滑肌

B. 镇咳

C. 祛痰

D. 升高血压

E. 抗菌

69. 下列关于山楂的药理作用,错误的是

A. 助消化

B. 抗心肌缺血

C. 抗心律失常

D. 镇咳

E. 调解脂质代谢

70. 下列关于山楂助消化的药理作用,错误

的是
A. 增加胃液酸度
B. 促进胰酶分泌
C. 促进脂肪的消化
D. 调节胃肠运动
E. 促进胃液的分泌

71. 下列关于山楂的现代应用,错误的是
A. 消化不良
B. 便秘
C. 高血脂
D. 动脉粥样硬化
E. 冠心病

72. 对胃黏膜有明显保护作用的药物是
A. 白及
B. 三七
C. 蒲黄
D. 红花
E. 莪术

73. 三七现代应用可以治疗的疾病是
A. 哮喘
B. 胃炎
C. 脑血栓
D. 低血压
E. 消化不良

74. 下列关于三七抗心肌缺血作用,叙述错误的是
A. 扩张冠脉,增加心肌供氧
B. 抑制心肌收缩力,降低心肌耗氧量
C. 升高血压
D. 提高机体耐缺氧能力
E. 抗脂质过氧化

75. 下列关于三七"散瘀止血,消肿定痛"功效相关药理作用,叙述错误的是
A. 止血

B. 利尿
C. 抗血栓
D. 促进造血
E. 镇痛

76. 白及的药理作用是
A. 降血脂
B. 保护胃黏膜
C. 改善微循环
D. 促进纤维蛋白溶解
E. 扩张血管、降血压

77. 三七抗血栓的成分是
A. 三七黄酮 B
B. 三七黄酮 A
C. 人参皂苷 Rb_1
D. 人参三醇苷 Rg_1
E. 人参炔三醇

78. 下列关于温里药"温通血脉"功效相关药理作用,叙述错误的是
A. 抗心肌缺血
B. 抗血栓形成
C. 抗凝血
D. 改善血液循环
E. 抗溃疡

79. 利尿效果最明显的药物是
A. 丹参
B. 银杏叶
C. 水蛭
D. 延胡索
E. 益母草

80. 银杏叶的药理作用是
A. 收缩支气管平滑肌
B. 抗血栓形成
C. 催眠
D. 增加心肌耗氧量

E. 降低血脂

81. 下列关于延胡索的药理作用,错误的是
   A. 镇痛
   B. 镇静
   C. 抗心肌缺血
   D. 抑制胃酸分泌抗溃疡
   E. 抗血栓

82. 下列关于银杏叶对血液系统的影响,错误的是
   A. 抑制血小板活化因子(PAF)诱导的聚集
   B. 不影响花生四烯酸诱导的聚集
   C. 不影响ADP诱导的聚集
   D. 抑制大鼠体内血栓形成
   E. 增加血液中血小板数目

83. 下列不是降压有效成分的是
   A. 川芎嗪
   B. 麻黄碱
   C. 去甲乌药碱
   D. 山楂总黄酮
   E. 三七总皂苷

84. 下列关于柴胡"疏肝解郁"功效相关药理作用,叙述错误的是
   A. 解热
   B. 保肝利胆
   C. 镇静
   D. 降脂
   E. 镇痛

85. 长期给药可使中枢NA和DA含量增加的中药是
   A. 附子
   B. 黄连
   C. 石膏
   D. 知母
   E. 黄芩

86. 含有消旋四氢巴马汀的药物是
   A. 益母草
   B. 丹参
   C. 莪术
   D. 红花
   E. 延胡索

87. 下列关于益母草的药理作用,错误的是
   A. 兴奋子宫
   B. 改善血流动力学
   C. 抗血栓
   D. 利尿
   E. 镇静催眠

88. 下列关于活血化瘀药"疏通血脉、祛除瘀血"功效相关药理作用,叙述错误的是
   A. 改善血液流变学
   B. 改善血流动力学
   C. 改善微循环
   D. 增加器官血流量
   E. 增强骨髓造血功能

89. 下列关于银杏叶对呼吸系统的作用,错误的是
   A. 祛痰
   B. 松弛支气管平滑肌
   C. 缓解离体支气管痉挛
   D. 促进呼吸道纤毛运动
   E. 促进呼吸肌的收缩

90. 下列关于丹参的药理作用,错误的是
   A. 扩张冠脉,增加心肌血氧供应
   B. 减慢心率,抑制心肌收缩力
   C. 抗血栓
   D. 改善微循环
   E. 抗早孕

91. 不是丹参制剂主治病证的是
   A. 冠心病

B. 慢性肝炎和肝脾肿大的恢复

C. 治疗脑缺性中风

D. 治疗消化不良

E. 慢性肺心病急性发作期病人

92. 下列关于川芎药理作用的叙述,不正确的是
   A. 扩张血管,降血压
   B. 促进组织修复和再生
   C. 抗脑缺血
   D. 抑制血小板聚集,抗血栓形成
   E. 解痉

93. 益母草兴奋子宫的主要有效成分是
   A. 益母草啶
   B. 益母草碱
   C. 水苏碱
   D. 阿魏酸
   E. 香桧烯

94. 下列关于益母草对心血管系统的药理作用,错误的是
   A. 扩张冠脉,抗心肌缺血
   B. 降低血液黏度
   C. 抗血栓
   D. 升高血压
   E. 改善微循环

95. 与益母草用于产后子宫出血与复位不全相关的药理作用是
   A. 改善血液黏滞状态
   B. 防止血栓形成
   C. 改善心肌缺血
   D. 增加组织器官血流量
   E. 兴奋子宫平滑肌

96. 延胡索中具有镇静催眠作用的成分是
   A. 延胡索甲素
   B. 去氢延胡索甲素

C. 延胡索丑素

D. 延胡索丙素

E. 左旋四氢巴马汀

97. 下列关于延胡索药理作用的叙述,错误的是
   A. 镇痛
   B. 镇静催眠
   C. 抗肿瘤
   D. 抗实验性溃疡
   E. 抗心律失常

98. 下列关于水蛭抗血栓形成作用的叙述,错误的是
   A. 抗血小板聚集
   B. 抗凝
   C. 抑制血小板内腺苷酸环化酶活性
   D. 降低 TXA 合成
   E. 促进纤溶

99. 水蛭药理作用的重要物质基础是
   A. 槲皮素
   B. 山奈酚
   C. 水蛭素
   D. 脂肪
   E. 糖

100. 桔梗对心血管系统的作用是
   A. 收缩血管
   B. 升高血压
   C. 兴奋心脏
   D. 扩张血管
   E. 心率加快

101. 有明显祛痰作用的药物是
   A. 川芎
   B. 白及
   C. 蒲黄
   D. 三七

E. 桔梗

102. 能刺激胃黏膜,反射性地引起支气管黏液分泌增加,起祛痰作用的药物是
    A. 川芎
    B. 浙贝母
    C. 苦杏仁
    D. 半夏
    E. 桔梗

103. 桔梗的主要不良反应是
    A. 贫血
    B. 静脉注射引起溶血
    C. 引起胃溃疡
    D. 呼吸困难
    E. 惊厥

104. 半夏的镇咳部位是
    A. 咳嗽中枢
    B. 支气管平滑肌
    C. 呼吸道黏膜
    D. 外周神经末梢
    E. 肺部牵张感受器

105. 半夏的催吐成分是
    A. 生物碱
    B. 3,4-二羟基苯甲醛葡萄糖苷
    C. 挥发油
    D. 半夏蛋白
    E. 甲硫氨酸

106. 钩藤抗心律失常作用的机制是
    A. 延长 APD
    B. 延长 ERP
    C. β 受体阻滞
    D. 钙阻滞
    E. M 受体兴奋

107. 下列关于天麻的药理作用,错误的是

    A. 抗惊厥
    B. 抗眩晕
    C. 保护脑神经细胞
    D. 镇痛
    E. 强心

108. 与天麻"通络止痛"功效相关的药理作用是
    A. 抗惊厥
    B. 抗眩晕
    C. 抗炎镇痛
    D. 改善记忆
    E. 增强免疫

109. 冰片抗炎作用的环节是
    A. 降低血管通透性
    B. 改善微循环
    C. 抑制炎性介质释放
    D. 对抗组胺作用
    E. 阻滞 H_1 受体

110. 麝香抗心绞痛作用的机制是
    A. 增强心肌收缩力
    B. 扩张外周血管,降低心肌耗氧量
    C. 抗心律失常
    D. 提高室颤阈
    E. 减慢心率

111. 与开窍药"温通开窍"功效相关的药理作用是
    A. 调节中枢神经功能
    B. 抗心肌缺血
    C. 抗炎
    D. 镇痛
    E. 调节免疫

112. 下列关于麝香现代应用的叙述,错误的是
    A. 冠心病心绞痛
    B. 流脑引起的高热昏迷、惊厥抽搐

C. 咽喉肿痛
D. 跌打损伤
E. 外科感染

113. 下列关于补益药对物质代谢的影响,错误的是
    A. 促进核酸合成
    B. 降血糖
    C. 降血脂
    D. 促进蛋白质合成
    E. 促进蛋白质分解

114. 下列药物不具有抗菌、抗病毒、抗炎作用的药物是
    A. 柴胡
    B. 葛根
    C. 薄荷
    D. 桑叶
    E. 人参

115. 能纠正胃肠运动功能紊乱的补益药是
    A. 党参
    B. 枳实
    C. 山楂
    D. 陈皮
    E. 大黄

116. 不良反应可用安体舒通缓解的药物是
    A. 党参
    B. 人参
    C. 黄芪
    D. 甘草
    E. 鹿茸

117. 下列关于甘草不良反应的表现,错误的是
    A. 高血压
    B. 浮肿
    C. 诱发消化性溃疡
    D. 低血钾

E. 假醛固酮增多症

118. 能增强下丘脑-垂体-性腺轴功能的药物是
    A. 人参
    B. 党参
    C. 何首乌
    D. 当归
    E. 冬虫夏草

119. 具有抗甲状腺作用的药物是
    A. 麦冬
    B. 熟地黄
    C. 党参
    D. 甘草
    E. 白术

120. 下列关于人参对物质代谢作用的叙述,正确的是
    A. 促进蛋白质分解
    B. 促进核酸分解
    C. 促进脂肪分解
    D. 促进蛋白质吸收
    E. 调节血糖

121. 下列属于甘草药理作用的是
    A. 抗溃疡
    B. 抗衰老
    C. 促进免疫
    D. 平喘
    E. 强心

122. 具有抗血栓作用的药物是
    A. 党参
    B. 枸杞子
    C. 甘草
    D. 熟地黄
    E. 当归

123. 当归抗血栓作用的主要成分是
    A. 当归多糖
    B. 阿魏酸
    C. 藁本内酯
    D. 当归酮
    E. 挥发油

124. 人参对下丘脑-垂体-肾上腺皮质系统的作用是
    A. 本身具有促皮质激素 ACTH 样作用
    B. 本身具有皮质激素样作用
    C. 促进 ACTH 合成
    D. 促进 ACTH 释放
    E. 促进皮质激素合成

125. 能治疗肾功能衰竭的药物是
    A. 冬虫夏草
    B. 淫羊藿
    C. 人参
    D. 熟地黄
    E. 当归

126. 当归抑制子宫的主要成分是
    A. 挥发油与阿魏酸
    B. 生物碱
    C. 皂苷
    D. 当归多糖
    E. 维生素

127. 下列关于收涩药的药理作用,错误的是
    A. 止泻
    B. 止血
    C. 抗菌
    D. 止吐
    E. 促进创伤愈合

128. 五味子阻滞 β 受体作用的表现是
    A. 镇静
    B. 心率加快
    C. 心肌耗氧量降低
    D. 抗溃疡
    E. 镇咳

二、B 型题(标准配伍题)

答题说明:

以下提供若干组考题,每组考题共用在考题前列出的 A、B、C、D、E 五个备选答案。请从中选择一个与问题关系最密切的答案。某个备选答案可能被选择一次、多次或不被选择。

(129~130 题共用备选答案)
    A. 马钱子
    B. 蟾酥
    C. 关木通
    D. 枳实
    E. 苦杏仁

129. 对泌尿系统有毒性反应的药物是
130. 对呼吸系统有毒性反应的药物是

(131~132 共用备选答案)
    A. 解热、镇静、镇痛
    B. 抗辐射作用
    C. 缓解支气管平滑肌痉挛,减少黏膜水肿
    D. 发汗
    E. 利胆保肝

131. 细辛"祛风散寒"功效的药理学基础是
132. 麻黄"宣肺平喘"功效的药理学基础是

(133~134 题共用备选答案)
    A. 柴胡皂苷
    B. 柴胡挥发油
    C. 柴胡多糖
    D. 麻黄碱
    E. 细辛挥发油

133. 具有保肝作用的成分是
134. 促进机体免疫功能的成分是

(135~136题共用备选答案)
A. 麻黄碱
B. 葛根素
C. 麻黄挥发油
D. 柴胡多糖
E. D-伪麻黄碱

135. 有降血糖作用的成分是
136. 利尿作用较强的成分是

(137~138题共用备选答案)
A. 辛味
B. 酸味
C. 甘味
D. 苦味
E. 咸味

137. 化痰和温肾壮阳药大多具有
138. 清热燥湿和攻下药大多具有

(139~140题共用备选答案)
A. 生地黄、知母
B. 黄连、干姜
C. 枳实、青皮
D. 附子、肉桂
E. 附子、知母

139. 具有抑制红细胞膜钠泵活性作用的药物是
140. 具有抑制热证病人产热作用的药物是

(141~142题共用备选答案)
A. NA含量增高
B. DA合成增多
C. 5-HT含量增加
D. 痛阈值降低
E. 惊厥阈值降低

141. 寒凉药造成的寒证模型动物的表现是
142. 关于热证模型动物表现的叙述,错误的是

(143~144题共用备选答案)
A. 辛味
B. 酸味
C. 甘味
D. 苦味
E. 咸味

143. 有抗菌、抗炎、解热等作用的药物大多具有
144. 有软坚散结、软坚润下之功效的药物大多具有

(145~146题共用备选答案)
A. 苦杏仁
B. 酸枣仁
C. 桔梗
D. 半夏
E. 远志

145. 具有抗早孕作用的药物是
146. 具有平喘和润肠通便作用的药物是

(147~148题共用备选答案)
A. 五味子
B. 青皮
C. 知母
D. 苦参
E. 桂枝

147. 具有降糖作用的清热药是
148. 具有抗肿瘤作用的清热药是

(149~150题共用备选答案)
A. 栀子素
B. 熊果酸
C. 京尼平苷
D. 栀子苷
E. 槲皮素

149. 栀子的镇静成分是
150. 栀子的降温成分是

(151~152题共用备选答案)
A. α-细辛醚
B. 癸酰乙醛

C. 芒果苷

D. 挥发油

E. 熊果酸

151. 知母的抗炎成分是

152. 细辛的抗炎成分是

(153~154 题共用备选答案)

A. 附子、肉桂

B. 大黄、栀子

C. 附子、金银花

D. 大黄、枳实

E. 麻黄、桂枝

153. 抑制下丘脑－垂体－肾上腺轴的药物是

154. 促进内分泌系统功能的药物是

(155~156 题共用备选答案)

A. 番泻苷 A

B. 没食子酸

C. 结合性蒽苷

D. 大黄素

E. 小檗碱

155. 大黄的止血成分是

156. 大黄的抗菌成分是

(157~158 题共用备选答案)

A. 拮抗醛固酮的活性

B. 抑制肾髓质 $Na^+ - K^+ - ATP$ 酶

C. 抑制肾小管对水及电解质的吸收

D. 收缩血管,减少渗出

E. 抑制肠平滑肌上 $Na^+ - K^+ - ATP$ 酶

157. 大黄泻下作用的环节是

158. 大黄利尿作用的机制是

(159~160 题共用备选答案)

A. 秦艽

B. 黄连

C. 防己

D. 麻黄

E. 青皮

159. 具有抗心律失常作用的祛风湿药是

160. 具有降压作用的祛风湿药是

(161~162 题共用备选答案)

A. 精神分裂症

B. 便秘

C. 高血压

D. 胆道蛔虫症

E. 脑缺血

161. 泽泻的现代应用是

162. 茵陈的现代应用是

(163~164 题共用备选答案)

A. 枳实

B. 枳壳

C. 木香

D. 香附

E. 白及

163. 具有解热作用的理气药是

164. 具有松弛支气管平滑肌作用的药物是

(165~166 题共用备选答案)

A. 枳实

B. 枳壳

C. 香附

D. 白及

E. 陈皮

165. 具有子宫抑制作用的药物是

166. 具有祛痰作用的药物是

(167~168 题共用备选答案)

A. 对钝痛的效果优于锐痛

B. 对锐痛的效果优于钝痛

C. 引起的睡眠接近生理睡眠

D. 引起的睡眠深沉不易唤醒

E. 镇静催眠与阿片受体有关

167. 延胡索镇痛的特点是

168. 延胡索镇静催眠的特点是

(169~170题共用备选答案)
A. 益母草
B. 大黄
C. 葛根
D. 陈皮
E. 桃仁

169. 具有抗肝纤维化作用的活血药是
170. 具有镇咳作用的活血药是

(171~172题共用备选答案)
A. 收缩动脉
B. 利尿
C. 抗肝纤维化
D. 减少血液中红细胞数量
E. 增强免疫功能

171. 丹参的药理作用是
172. 川芎的药理作用是

(173~174题共用备选答案)
A. 川芎
B. 延胡索
C. 丹参
D. 虎杖
E. 益母草

173. 能治疗产后子宫出血的药物是
174. 能治疗急性肾小球肾炎的药物是

(175~176题共用备选答案)
A. 浙贝母
B. 远志
C. 满山红
D. 紫菀
E. 苦杏仁

175. 镇咳作用与外周神经末梢有关的是
176. 镇咳作用因产生氢氰酸而抑制呼吸中枢的是

(177~178题共用备选答案)
A. 呕吐
B. 急性咽喉炎所致声音嘶哑
C. 便秘
D. 肾炎
E. 冠心病

177. 半夏可用于治疗
178. 桔梗可用于治疗

(179~180题共用备选答案)
A. 酸枣仁
B. 远志
C. 琥珀
D. 龙骨
E. 磁石

179. 具有降血脂作用的药物是
180. 具有抗痴呆作用的药物是

(181~182题共用备选答案)
A. 抗病原体
B. 抗心肌缺血
C. 抗炎
D. 抑制中枢
E. 诱导肝药酶

181. 上述关于冰片的药理作用,错误的是
182. 上述关于麝香的药理作用,错误的是

(183~184题共用备选答案)
A. 当归
B. 何首乌
C. 熟地黄
D. 枸杞子
E. 冬虫夏草

183. 防治肾炎、肾衰竭的药物是
184. 具有性激素样作用的药物是

(185~186题共用备选答案)
A. 乌梅
B. 山茱萸
C. 石榴皮
D. 五味子

E. 肉豆蔻
185. 治疗肝炎的药物是
186. 治疗小儿遗尿症的药物是

(187~188题共用备选答案)
A. 五味子
B. 山茱萸
C. 乌梅
D. 石榴皮
E. 肉豆蔻
187. 抑制心肌收缩力的药物是

188. 增强心肌收缩力的药物是

(189~190题共用备选答案)
A. 动脉粥样硬化
B. 便秘
C. 上消化道出血
D. 脑血栓
E. 溃疡性结肠炎
189. 山楂的现代应用有
190. 莱菔子的现代应用有

参 考 答 案

1. C	2. D	3. E	4. D	5. C	6. C	7. C	8. D	9. D	10. A
11. C	12. D	13. B	14. C	15. E	16. C	17. A	18. D	19. E	20. C
21. D	22. A	23. E	24. D	25. D	26. D	27. D	28. B	29. B	30. B
31. A	32. D	33. A	34. B	35. E	36. D	37. C	38. E	39. C	40. D
41. E	42. D	43. D	44. B	45. C	46. D	47. E	48. A	49. B	50. A
51. E	52. B	53. A	54. E	55. C	56. E	57. C	58. A	59. C	60. E
61. A	62. D	63. C	64. B	65. E	66. A	67. D	68. D	69. D	70. B
71. B	72. A	73. C	74. C	75. B	76. B	77. D	78. E	79. B	80. B
81. E	82. E	83. B	84. A	85. A	86. E	87. D	88. B	89. E	90. E
91. D	92. B	93. B	94. D	95. E	96. E	97. C	98. C	99. C	100. D
101. E	102. E	103. B	104. A	105. B	106. D	107. E	108. C	109. C	110. B
111. B	112. E	113. E	114. E	115. A	116. D	117. C	118. A	119. B	120. E
121. A	122. E	123. B	124. D	125. A	126. A	127. D	128. C	129. C	130. E
131. A	132. C	133. A	134. C	135. B	136. E	137. D	138. D	139. A	140. A
141. C	142. C	143. D	144. E	145. D	146. A	147. C	148. D	149. B	150. A
151. C	152. D	153. B	154. A	155. B	156. D	157. E	158. B	159. C	160. A
161. C	162. D	163. D	164. C	165. C	166. E	167. A	168. C	169. E	170. E
171. C	172. E	173. E	174. E	175. D	176. E	177. A	178. B	179. A	180. B
181. E	182. A	183. E	184. D	185. D	186. D	187. D	188. B	189. A	190. B

药事管理学

一、A型题（单句型最佳选择题）

答题说明：

以下每一道考题下面有A、B、C、D、E五个备选答案。请从中选择一个最佳答案。

1. 下列关于药品广告内容的说法不正确的是
   A. 必须真实、合法，不得含有虚假的内容
   B. 以国务院药品监督管理部门批准的说明书为准
   C. 非药品广告不得有涉及药品的宣传
   D. 可以用国家机关、医药科研单位、学术机构或者专家、学者、医师、患者的名义和形象作证明
   E. 药品广告不得含有不科学的表示功效的断言或者保证

2. 医疗用毒性中药品种有
   A. 16种
   B. 18种
   C. 26种
   D. 27种
   E. 29种

3. 每张应用到麻醉药品片剂、酊剂、糖浆剂的处方，连续使用不得超过
   A. 1日
   B. 2日
   C. 3日
   D. 5日
   E. 7日

4. 纳入基本医疗保险药品目录的药品要求
   A. 临床必需、安全有效、价格合理、使用方便、市场能保证供应
   B. 临床必需、安全有效、价格合理、使用方便、中西药并重
   C. 安全有效、慎重从严、结合国情、中西并重
   D. 应用安全、疗效确切、质量稳定、应用方便
   E. 积极稳妥、分步实施、注重实效、不断完善

5. 下列属于劣药的是
   A. 变质的
   B. 被污染的
   C. 所标明的适应证或者功能主治超出规定范围的
   D. 依照药品管理法必须批准而未经批准生产、进口的
   E. 擅自添加着色剂、防腐剂、香料、矫味剂及其辅料的

6. 放射性药品使用许可证的有效期为
   A. 1年
   B. 2年
   C. 3年
   D. 5年
   E. 7年

7. 药品广告批准文号的颁发机构为
   A. 国家工商行政管理部门

B. 省级工商行政管理部门
C. 国家药品监督管理部门
D. 省级药品监督管理部门
E. 国家宣传监督管理部门

8. 不需要印有规定标志的是
   A. 处方药
   B. 非处方药
   C. 外用药
   D. 麻醉药品
   E. 医疗用毒性药品

9. 下列不得在市场销售的药品是
   A. 处方药制剂
   B. 非处方药制剂
   C. 植物药制剂
   D. 生物药制剂
   E. 医疗机构配制的制剂

10. 精神药品处方至少保存
    A. 1 年
    B. 2 年
    C. 3 年
    D. 5 年
    E. 7 年

11. 药品说明书中所列的【有效期】系指该药品被批准的
    A. 贮藏期限
    B. 使用期限
    C. 安全期限
    D. 生产日期
    E. 销售期限

12. 药品标签使用注册商标的,应当印刷在药品标签的边角,含文字的,其字体以单字面积计不得大于通用名称所用字体的
    A. 1/2
    B. 1/4
    C. 1/5
    D. 1/10
    E. 1/3

13. 按照药品说明书和标签管理的规定,药品的最小销售单元系指直接供上市药品的
    A. 外包装
    B. 内包装
    C. 大包装
    D. 小包装
    E. 所有包装

14. 药品通用名称不得
    A. 作为药品商标使用
    B. 出现在药品的内标签中
    C. 作为药品法定名称
    D. 与药品商品名称同时使用
    E. 列入国家药品标准

15. 关于药品商品名称管理表述正确的是
    A. 药品通用名称与商品名称用字大小的比例不得小于 1:4
    B. 未经国家食品药品监督管理总局批准作为商品名称使用的注册商标,不准印刷在包装标签上
    C. 药品商品名称不得与通用名称同行书写
    D. 药品商品名称不得选用草书、篆书等不易识别的字体
    E. 药品商品名称须经省级以上药品监督管理部门同意方可在药品包装、标签及说明书上标注

16. 依照国家对药品标签、说明书管理的要求,药品标签、说明书必须用中文显著标示药品的
    A. 通用名称
    B. 商品名称
    C. 别名
    D. 化学名称

E. 汉语拼音名称

17. 中药说明书中所列的【主要成分】系指处方中所含的
    A. 有效部位
    B. 主要药味
    C. 有效成分
    D. 有效部位或有效成分
    E. 主要药味、有效部位或有效成分

18. 必须附有说明书的是
    A. 药品上市销售的最小包装
    B. 药品包装
    C. 药品内包装
    D. 药品中包装
    E. 药品的包装和标签

19. 国家基本药物目录一般几年公布一次
    A. 1 年
    B. 2 年
    C. 3 年
    D. 4 年
    E. 5 年

20. 执业药师注册的有效期是
    A. 1 年
    B. 2 年
    C. 3 年
    D. 4 年
    E. 5 年

21. 下列属于传统药最根本特点的是
    A. 用传统医药观点和理论表述其特性
    B. 能被传统医学使用的药物
    C. 根据药物的性能组合在方剂中
    D. 在传统医药学理论指导下应用
    E. 用合成、分离、提取、化学修饰、生物工程等方法制取的物质

22. 下列可以作为非处方药管理的是
    A. 麻醉药品
    B. 精神药品
    C. 放射性药品
    D. 可自我诊断、自我药疗的轻微病症的药品
    E. 医疗用毒性药品

23. 下列关于甲类基本医疗保险药品的论述错误是
    A. 临床必需
    B. 使用广泛
    C. 各省、自治区、直辖市可根据当地经济水平、医疗需要和用药习惯,进行适当调整
    D. 同类药品中价格低的药品
    E. 疗效好的药品

24. 收载中国生物制品规程的药典版本是
    A. 1995 年版
    B. 2000 年版
    C. 2005 年版
    D. 2007 年版
    E. 2008 年版

25. 不能纳入基本医疗保险用药范围的药品为
    A. 化学药品
    B. 生物药
    C. 中成药
    D. 中药饮片
    E. 口服泡腾剂

26. 主要药事管理职能是根据药品管理法,为保证药品质量和公民用药安全、有效,对药品、药事组织、执业药师进行必要的管理;确定国家基本药品品种目录的部门是
    A. 药品监督管理部门
    B. 发展与改革部门
    C. 劳动与社会保障部门
    D. 工商行政管理部门

E. 环境保护部门

27. 主要药事管理职能是保证所生产的药品质量和储藏、运输过程中药品质量的稳定,保证药品的销售、宣传、广告、推荐的合法性,依法管理药品的生产、储存、运输、销售、宣传、广告、推荐等药事活动的组织是
   A. 药品零售组织
   B. 药品使用组织
   C. 药品批发组织
   D. 药品生产组织
   E. 药品销售代理组织

28. 负责药品广告监督查处的部门是
   A. 药品监督管理部门
   B. 发展与改革部门
   C. 劳动与社会保障部门
   D. 工商行政管理部门
   E. 环境保护部门

29. 国务院药品监督管理部门对已批准生产上市的药品进行再评价的技术职能部门是
   A. 国家中医药管理局
   B. 国家食品药品监督管理总局药品注册司
   C. 国家药典委员会
   D. 国家药品评价中心
   E. 中国食品药品检定研究院

30. 开办药品生产企业,须经批准的部门是
   A. 县级药品监督管理部门
   B. 区级药品监督管理部门
   C. 省级药品监督管理部门
   D. 国家药品监督管理部门
   E. 国家工商行政管理部门

31. 中药材生产质量管理规范的简称是
   A. GMP
   B. GAP
   C. GCP
   D. GLP
   E. GPP

32. 国家重点保护野生药材物种目录中收载的野生药材物种,其中包含中药材
   A. 23 种
   B. 24 种
   C. 42 种
   D. 56 种
   E. 65 种

33. 下列可以申请一级中药品种保护的是
   A. 已经解除生产批号的品种
   B. 对特定疾病有显著疗效的
   C. 从天然药物中提取的有效物质
   D. 从天然药物中提取的有效物质制备的特殊制剂
   E. 相当于国家一级保护野生药材物种的人工制成品

34. 通过铁路运输麻醉药品和第一类精神药品的,应当
   A. 进行托运
   B. 使用集装箱或者铁路行李车运输
   C. 由专人负责押运
   D. 随其他货物一起运输
   E. 由武警负责押运

35. 《中药品种保护条例》受保护的中药品种必须是
   A. 列入《中华人民共和国药典》的品种
   B. 国家对部分重点中药材购销实行严格管理的品种
   C. 国家实行进出口管理的中药材品种
   D. 列入国家药品标准的品种
   E. 列入国家重点保护的野生药材物种名录的品种

36. 下列有关麻黄、甘草的管理规定论述错误

的是
A. 国家加强对甘草、麻黄的科学研究和技术开发
B. 限制其在饮料、食品、烟草中的使用
C. 市场供应遵循"先国内后国外、先人工后野生、先药用后其他"的原则
D. 鼓励投资建设甘草、麻黄围栏护育和人工种植基地
E. 具有药品经营许可证的企业可以从事甘草、麻黄收购、加工和销售活动

37. 野生药材资源保护管理条例对野生药材资源的保护分为
A. 一级管理
B. 二级管理
C. 三级管理
D. 四级管理
E. 五级管理

38. 国家林业局、国家工商行政管理局要求生产、销售含下列哪种成分的中成药要实行中国野生动物经营利用管理专用标识制度
A. 虎骨
B. 豹骨
C. 天然麝香
D. 蟾酥
E. 梅花鹿茸

39. 可以在中药材市场交易的是
A. 中成药
B. 医疗器械
C. 罂粟壳
D. 中药饮片
E. 中药材

40. 依照《麻醉药品和精神药品管理条例》规定,有关麻醉药品和精神药品邮寄管理说法错误的是
A. 省、自治区、直辖市邮政主管部门指定符合安全保障条件的邮政营业机构负责收寄麻醉药品和精神药品
B. 邮寄麻醉药品和精神药品,寄件人应当向指定的邮政营业机构提交邮寄证明
C. 邮寄证明由寄件人所在地市级药品监督管理部门出具
D. 邮政营业机构应当查验、收存准予邮寄证明,没有准予邮寄证明的,邮政营业机构不得收寄
E. 邮政营业机构收寄麻醉药品和精神药品,应当依法对收寄的麻醉药品和精神药品予以查验

41. 《麻醉药品和精神药品管理条例》适用于
A. 麻醉药品和精神药品的实验研究、生产、经营、使用、储存、运输等活动以及监督管理
B. 麻醉药品药用原植物的种植,麻醉药品和精神药品的实验研究、生产、经营、使用等活动以及监督管理
C. 麻醉药品药用原植物的种植,麻醉药品和精神药品的生产、经营、使用、储存、运输等活动以及监督管理
D. 麻醉药品药用原植物的种植,麻醉药品和精神药品的实验研究、生产、经营、使用、储存、运输等活动
E. 麻醉药品药用原植物的种植,麻醉药品和精神药品的实验研究、生产、经营、使用、储存、运输等活动以及监督管理

42. 对临床需要而市场无供应的麻醉药品和精神药品,持有医疗机构制剂许可证和印鉴卡的医疗机构需要配制制剂的,应当经哪个部门批准
A. 国家食品药品监督管理部门
B. 省级药品监督管理部门
C. 县级药品监督管理部门
D. 市级药品监督管理部门
E. 地区药品监督管理部门

43. 因治疗疾病需要，个人凭医疗机构出具的医疗诊断书、本人身份证明，可以携带的麻醉药品和第一类精神药品的量为
   A. 单张处方最大用量以内
   B. 3 天常用量
   C. 5 天常用量
   D. 7 天常用量
   E. 10 天常用量

44. 运输麻醉药品和第一类精神药品的运输证明有效期为
   A. 1 年
   B. 2 年
   C. 3 年
   D. 4 年
   E. 5 年

45. 属于我国生产的第一类精神药品品种的是
   A. 戊巴比妥
   B. 苯巴比妥
   C. 异戊巴比妥
   D. 司可巴比妥
   E. 巴比妥

46. 属于我国生产的第二类精神药品品种的是
   A. γ-羟丁酸
   B. 咖啡因
   C. 丁丙诺啡
   D. 三唑仑
   E. 美沙酮

47. 麻醉药品和精神药品，是指
   A. 列入麻醉药品目录、精神药品目录的药品
   B. 列入麻醉药品目录、精神药品目录的物质
   C. 列入麻醉药品目录、精神药品目录的药品和其他物质
   D. 列入麻醉药品目录、第一类精神药品目录的药品和其他物质
   E. 列入麻醉药品目录、第二类精神药品目录的药品和其他物质

48. 按照《处方药与非处方药流通管理暂行规定》，下列说法错误的是
   A. 《处方药与非处方药流通管理暂行规定》适用于中国境内的药品生产企业、药品批发企业、药品零售企业、医疗机构
   B. 药品生产企业将药品的警示语或忠告语醒目地印制在药品包装或药品使用说明书上；药品生产、批发企业不得以任何方式直接向病患者推荐、销售处方药
   C. 药品零售企业必须从具有《药品经营许可证》《药品生产许可证》的药品批发企业、药品生产企业采购，并保存采购记录
   D. 处方药与甲类非处方药的零售需要获得许可证，《药品经营企业许可证》和执业药师证书悬挂在醒目、易见的地方，执业药师应佩戴标明其姓名、技术职称等内容的胸卡
   E. 必须由执业药师或药师对医师处方进行审核、签字后方可依据处方正确调配、销售药品，零售药店对处方必须留存 1 年以上备查

49. 不需要许可证进行销售的情形是
   A. 处方药的生产销售、批发销售
   B. 非处方药的生产销售、批发销售
   C. 处方药的零售
   D. 甲类非处方药的零售
   E. 乙类非处方药的零售

50. 依照《处方药与非处方药流通管理暂行规定》，执业药师
   A. 可以帮助病患者选购处方药
   B. 对处方可以自行更改或代用
   C. 对有配伍禁忌的处方，可以自行更正后调配、销售

D. 对有超剂量的处方,可以自行更正后调配、销售

E. 应对病患者选购非处方药提供用药指导或提出寻求医师治疗的建议

51. 关于处方药和非处方药销售管理错误的是
   A. 不得采用开架自选销售的方式
   B. 不得采用有奖销售方式
   C. 不得采用附赠药品或礼品等销售方式
   D. 零售时处方药与非处方药必须分类摆放
   E. 通过互联网进行药品交易必须符合国家有关规定

52. 处方药
   A. 必须凭执业医师处方才可购买
   B. 不需要凭执业医师处方就可购买
   C. 可由消费者自行判断购买
   D. 包装必须印有国家指定的专有标识
   E. 根据安全性分为甲、乙两类

53. 非处方药的标签和说明书必须经
   A. 国家经济贸易委员会批准
   B. 国家食品药品监督管理总局的批准
   C. 国家技术监督局批准
   D. 国家劳动和社会保障部批准
   E. 国家审计署批准

54. 依照《药品召回管理办法》规定,药品安全隐患的评估内容不包括
   A. 该药品引发危害的可能性,以及是否已经对人体健康造成了危害
   B. 对主要使用人群的危害影响
   C. 对特殊人群,尤其是高危人群的危害影响
   D. 该药品危害对企业的影响和后果
   E. 危害的严重与紧急程度及危害导致的后果

55. 定期通报药品不良反应监测情况的机构是
   A. 国家食品药品监督管理总局
   B. 省级药品监督管理部门
   C. 各级卫生行政部门
   D. 国家药品不良反应监测中心
   E. 省级药品不良反应监测中心

56. 根据《药品不良反应报告和监测管理办法》,药品不良反应是指
   A. 合格药品在正常用法下导致的致畸反应
   B. 合格药品在正常用法用量下出现的与用药目的无关的或意外的有害反应
   C. 不合理用药可能造成的有害反应
   D. 长期用药对器官功能产生永久损伤的有害反应
   E. 正常用法用量下出现的能预测的有害反应

57. 根据《药品不良反应报告和监测管理办法》,国家对药品不良反应实行
   A. 分类管理制度
   B. 行政管理制度
   C. 登记制度
   D. 逐级、定期报告制度
   E. 核查制度

58. 《药品不良反应报告和监测管理办法》规定,药品发生群体不良反应的报告时限是
   A. 15日内
   B. 立即
   C. 1日内
   D. 3日内
   E. 5日内

59. 进口满5年的药品,其药品不良反应须报告
   A. 该进口药品发生的所有不良反应
   B. 该类药品发生的所有不良反应
   C. 该类药品发生的新的和严重的不良反应

D. 该类药品发生的罕见不良反应
E. 该进口药品发生的新的和严重的不良反应

60. 药品不良反应监测中心人员的要求是
   A. 应具备医学专业知识,具有正确分析药品不良反应报告资料的能力
   B. 应具备药学及相关专业知识,具有正确分析药品不良反应报告资料的能力
   C. 应具备医学及相关专业知识,具有正确分析药品不良反应报告资料的能力
   D. 应具备医学、药学及相关专业知识,具有正确分析药品不良反应报告资料的能力
   E. 应具备毒理学专业知识,具有正确分析药品不良反应报告资料的能力

61. 医疗机构对收集到的一般不良反应报告,应
   A. 每个月报告二次
   B. 每两个月报告一次
   C. 每季度报告一次
   D. 每半年报告一次
   E. 每年报告一次

62. 个人发现的新的或严重的不良反应可以
   A. 直接向所在地市级药监局或卫生局报告
   B. 直接向所在地市级药监局或不良反应监测中心报告
   C. 直接向所在地省级药监局或卫生厅报告
   D. 直接向所在地省级药监局或不良反应监测中心报告
   E. 直接向国家药监局或不良反应监测中心报告

63. 应以《药品不良反应/事件定期汇总表》的形式进行年度汇总的是
   A. 药品经营企业
   B. 医院
   C. 药品生产企业
   D. 医疗卫生机构
   E. 各级卫生主管部门

64. 中医药专家学术经验和技术专长继承工作的继承人应当具备的条件不包括
   A. 从事专业工作20年以上
   B. 具有大学本科以上学历
   C. 具有良好的职业道德
   D. 受聘于医疗卫生机构或者医学教育、科研机构从事中医药工作
   E. 担任中级以上专业技术职务

65. 全国中医药管理工作的负责主管部门是
   A. 卫生与计划生育委员会
   B. 国家中医药管理局
   C. 中国中医药学会
   D. 药学会
   E. 中医药协会

66. 下列对于中医从业人员的要求论述错误的是
   A. 应当按照有关卫生管理的法律、行政法规、部门规章的规定通过资格考试,并经注册取得执业证书后,方可从事中医服务活动
   B. 对于以师承方式学习中医学的人员以及确有专长的人员,应当按照有关规定通过资格考试,并经注册取得执业证书后,方可从事中医服务活动
   C. 对于以师承方式学习中医学的人员以及确有专长的人员,可以不进行资格考试,直接注册取得执业证书后,从事中医服务活动
   D. 应当遵守相应的中医诊断治疗原则、医疗技术标准和技术操作规范
   E. 全科医师和乡村医生应当具备中医药基本知识以及运用中医诊疗知识、技术,处理常见病和多发病的基本技能

67. 承担中医药专家学术经验和技术专长继承工作的指导老师应当从事中医药专业工作
   A. 30 年
   B. 20 年
   C. 15 年
   D. 10 年
   E. 5 年

68. 注册商标的有效期是
   A. 5 年
   B. 10 年
   C. 15 年
   D. 20 年
   E. 30 年

69. 可申请中药产品发明专利的是
   A. 新的中药材代用品
   B. 中药饮片的新形状
   C. 中药提取物的新包装
   D. 中药包装容器外观的改变
   E. 中药制剂形状的改变

70. 公民的作品,其发表权、使用权和获得报酬权的保护期为作者终生及其死亡后
   A. 5 年
   B. 10 年
   C. 20 年
   D. 30 年
   E. 50 年

71. 下列论述错误的是
   A. 知识产权是人们基于自己的智力活动创造的成果和经营管理活动中的经验而依法享有的民事权利
   B. 知识产权是一种无形财产权
   C. 知识产权包括人身权利和财产权利
   D. 知识产权包括工业产权、著作权
   E. 知识产权不能作为商品流通,不能进行转让和继承

72. 根据《医疗用毒性药品管理办法》,关于医疗机构使用医疗用毒性药品的说法,正确的是
   A. 每次处方剂量不得超过 2 日常用量
   B. 调配毒性药品,应凭医师签名的正式处方,并加盖医疗单位公章
   C. 对处方未注明"生用"的毒性药品,应当付炮制品
   D. 药师发现处方有疑问,应当拒配,并报告公安部门
   E. 处方调配后,配方人和复核人员都应当签名

73. 关于毒性药品管理,叙述错误的是
   A. 毒性药品配方用药由国有药店、医疗单位负责,凭盖有医生所在医疗单位公章的正式处方配药,且不超过 2 日极量
   B. 凡加工炮制毒性中药,必须遵守《中华人民共和国药典》和《中药饮片炮制规范》;每次配料,必须经两人以上复核无误并详细记录每次生产所用原料和成品数
   C. 经手人要签字备案,所用容器和工具要处理干净,以防交叉污染或污染其他药品
   D. 生产毒性药品必须严格执行生产工艺操作规程,在本单位药品检验人员的监督下准确投料,并建立完整的生产记录,保存 3 年备查,标示量要准确无误
   E. 毒性药品的包装容器上必须印有毒药标志,标示量要准确无误,严防与其他药品混杂

74. 药品零售企业供应和调配毒性药品
   A. 凭盖有医师所在医疗单位公章的正式处方配药,且不超过 3 日极量
   B. 凭工作证销售给个人,且不超过 2 日极量
   C. 凭医师处方配药,且不超过 3 日极量

D. 凭医师处方可供应 4 日极量
E. 凭盖有医师所在医疗单位公章的正式处方配药,且不超过 2 日极量

75. 根据《医疗用毒性药品管理办法》,执业医师开具的处方中含有毒性中药川乌,执业药师调配处方时
   A. 每次处方剂量不得超过 3 日极量
   B. 应当给付川乌的炮制品
   C. 应当给付生川乌
   D. 应当拒绝调配
   E. 取药后处方保存 1 年备查

76. 医疗机构对购进的医疗用毒性药品应当
   A. 专库或专柜存放,加锁保管,专账记录,做到账物相符
   B. 登记造册、专人管理,按规定储存,做到账物相符
   C. 专库或专柜存放,专人管理,专账记录,做到账物相符
   D. 专库或专柜存放,双人双锁保管,专账记录,做到账物相符
   E. 专库或专柜存放,专人保管记录,做到账物相符

77. 《医疗用毒性药品管理办法》规定,生产毒性药品必须严格执行生产工艺操作规程,在本单位药品检验人员的监督下准确投料,并
   A. 建立完整的生产记录,保存 10 年备查
   B. 建立完整的生产记录,保存 8 年备查
   C. 建立完整的生产记录,保存 6 年备查
   D. 建立完整的生产记录,保存 5 年备查
   E. 建立完整的生产记录,保存 3 年备查

78. 按"临床必需、安全有效、价格合理、使用方便、中西药并重"原则遴选的药品目录是
   A. 非处方药
   B. 传统药

C. 处方药
D. 国家基本药物
E. 基本医疗保险用药

79. 不在处方正文中书写的是
   A. 医师的签名
   B. 药品的名称
   C. 药品的规格
   D. 药品的数量
   E. 药品的用法用量

80. 按处方管理办法规定,普通处方保存
   A. 1 年
   B. 2 年
   C. 3 年
   D. 4 年
   E. 5 年

81. 详细交代服药方法、注意事项的调剂过程是
   A. 发药
   B. 核对处方
   C. 配方
   D. 收方
   E. 审查处方

82. 普通药品处方的颜色是
   A. 白色
   B. 淡红色
   C. 淡黄色
   D. 淡绿色
   E. 淡蓝色

83. 处方用量一般不得超过
   A. 1 天
   B. 2 天
   C. 3 天
   D. 5 天
   E. 7 天

84. 处方管理办法适用的范围不包括
    A. 开具处方的人员
    B. 审核处方的人员
    C. 调剂处方的人员
    D. 保管处方的人员
    E. 使用处方的患者

85. 按处方管理办法规定,急诊处方保存
    A. 1 年
    B. 2 年
    C. 3 年
    D. 4 年
    E. 5 年

86. 药学专业技术人员调剂处方时的四查内容不包括
    A. 查处方
    B. 查药品
    C. 查配伍禁忌
    D. 查用药合理性
    E. 查医师资格、职称

87. 知识产权的特征不包括
    A. 垄断性
    B. 独占性
    C. 地域性
    D. 时间性
    E. 永久性

88. 《医疗机构药事管理规定》,有关医疗机构药学部门药品采购、保管、养护说法错误的是
    A. 药学部门要掌握新药动态和市场信息,制定药品采购计划,加速周转,减少库存,保证药品供应
    B. 药学部门要制定和规范药品采购工作程序,建立并执行药品进货检查验收制度,验明药品合格证明和其他标识
    C. 药品采购实行集中管理模式,只能实行公开招标采购
    D. 药学部门应定期对库存药品进行养护,防止变质失效
    E. 药学部门应制定和执行药品保管制度,定期对贮存药品质量进行抽检

89. 医疗机构购进药品,必须建立并执行进货检查验收制度,验明药品合格证和其他标示。其中验明药品其他标示不包括
    A. 药品包装
    B. 药品说明书
    C. 特殊管理药品的特殊标示
    D. 药品外观质量
    E. 药品专利的标示

90. 应当专库或专柜存放、双人双锁保管、专账记录的药品不包括
    A. 一类精神药品
    B. 二类精神药品
    C. 麻醉药品
    D. 医疗用毒性药品
    E. 放射性药品

91. 中药饮片调剂人员对存在"十八反""十九畏"、妊娠禁忌、超过常用剂量等可能引起用药安全问题的中药处方,应
    A. 由处方医生确认("双签字")或重新开具处方后方可调配
    B. 由负责调剂的中药师直接修改并签字后进行调配
    C. 由调剂科室负责的主管中药师修改处方后予以调配
    D. 由主管中药师确认处方后进行调配
    E. 拒绝调配

92. 饮片调配每剂重量误差规定为
    A. ±5% 以内
    B. ±7.5% 以内
    C. ±10% 以内

D. ±20%以内
E. 不得有重量误差

93. 关于处方论述错误的是
    A. 由注册的执业医师和执业助理医师在诊疗活动中开具的、由取得药学专业技术职务任职资格的药学专业技术人员审核、调配、核对
    B. 由注册的执业医师和执业助理医师在诊疗活动中开具的、由中专以上药学专业人员审核、调配、核对
    C. 是药剂调配、发药的书面依据
    D. 是医疗用药的医疗文书
    E. 包括医疗机构病区用药医嘱单

94. 处方中药品名称、剂量和用法用量不能使用的书写方式是
    A. 规范的中文
    B. 规范的中文、英文或拉丁文
    C. 医疗机构自行编制的药品名称缩写或代号
    D. 规范的拉丁文缩写体
    E. 规范的中文缩写体

95. 下列属于版权的是
    A. 原产地名称
    B. 厂商名称
    C. 服务标记
    D. 商标
    E. 工程设计

96. 医疗机构不得限制门诊就诊人员持处方到药品零售企业购买的药品是
    A. 抗生素
    B. 儿科处方
    C. 医疗用毒性药品
    D. 精神药品
    E. 麻醉药品

97. 多少级以上的医疗机构应当成立药事管理委员会
    A. 一级
    B. 二级
    C. 三级
    D. 四级
    E. 五级

98. 临床药师应当是
    A. 具有药学专业本科以上学历,并按规定取得中级以上药学专业技术资格
    B. 具有药学专业专科以上学历,并按规定取得中级以上药学专业技术资格
    C. 具有药学专业本科以上学历,并按规定取得高级以上药学专业技术资格
    D. 具有医学专业本科以上学历,并按规定取得中级以上药学专业技术资格
    E. 具有理学专业本科以上学历,并按规定取得中级以上药学专业技术资格

99. 基本的药品储存养护措施不包括
    A. 冷藏
    B. 防冻
    C. 防潮
    D. 防虫
    E. 防辐射

100. 按处方管理办法规定,儿科处方保存
    A. 1年
    B. 2年
    C. 3年
    D. 4年
    E. 5年

101. 处方管理办法适用的机构不包括
    A. 诊所
    B. 计划生育技术服务机构
    C. 健身中心
    D. 医务室

E. 卫生保健所

102. 药品管理法立法的宗旨和核心目的是
   A. 卫生资源的合理使用
   B. 药品的合理布局
   C. 药品监督机构的健全和科学管理
   D. 维护人民身体健康和用药的合法权益
   E. 维护医药工作者的合法权益

103. 每张处方的用药
   A. 只限用于1名患者
   B. 病情一致的可用于2名患者
   C. 普通用药可以多名患者通用
   D. 外用药可以多名患者通用
   E. 急诊患者由于急救需要,可以多名患者通用

104. 按处方管理办法规定,戒毒药品处方保存
   A. 1年
   B. 2年
   C. 3年
   D. 4年
   E. 5年

105. 药学专业技术人员调剂处方时的十对内容不包括
   A. 对科别
   B. 对药品生产厂家
   C. 对姓名
   D. 对药品标签
   E. 对临床诊断

106. 下列错误论述医师处方权的是
   A. 经注册的执业医师在执业地点取得相应的处方权
   B. 医师须在注册的医疗、预防、保健机构签名留样及专用签章备案后方可开具处方
   C. 试用期的医师开具处方,须经所在医疗、预防、保健机构的执业医师审核并签名或加盖专用章后方有效
   D. 经注册的执业助理医师开具的处方须经所在执业地点医师签字或加盖专用章后方有效
   E. 经注册的执业助理医师在乡、民族乡、镇的医疗、预防、保健机构执业,在注册的执业地点取得相应的处方权

107. 下列关于处方的论述错误的是
   A. 由注册的执业医师和执业助理医师在诊疗活动中开具的、由药学专业人员审核、调配、核对
   B. 由注册的执业医师和执业助理医师在诊疗活动中开具的、由执业药师和执业助理药师审核、调配、核对
   C. 是药剂调配、发药的书面依据
   D. 是保证药品质量环节的关键保障措施
   E. 是医疗用药的医疗文书

108. 关于新药证书的说法正确的是
   A. 由国家食品药品监督管理总局药品审评中心发放
   B. 发放新药证书的同时,要发给药品批准文号
   C. 国家食品药品监督管理局依据综合意见,作出审批决定,符合规定的,发给新药证书,申请人已持有《药品生产许可证》并具备生产条件的,同时发给药品批准文号
   D. 改变剂型但不改变给药途径,以及增加新适应证的注册申请获得批准后发给新药证书和药品批准文号
   E. 改变剂型但不改变给药途径,以及增加新适应证的注册申请获得批准后发给新药证书

109. Ⅱ期临床试验是
   A. 初步的临床药理学及人体安全性评价

试验

B. 治疗作用初步评价阶段

C. 治疗作用确证阶段

D. 新药上市后应用研究阶段

E. 为制定给药方案提供依据的阶段

110. 药品注册过程中,药品监督管理部门应当对非临床研究、临床试验进行

A. 飞行检查

B. 现场核查、有因核查,以及批准上市前的生产现场检查

C. 现场检查和药品抽查

D. GMP 检查

E. GLP 检查

111. 药品批准文号的格式为

A. 国药准字 H(Z、S、J) +4 位年号 +4 位顺序号

B. 国药准字 H(Z、S) +4 位年号 +4 位顺序号

C. H(Z、S) +4 位年号 +4 位顺序号

D. H(Z、S)C +4 位年号 +4 位顺序号

E. 国药证字 H(Z、S) +4 位年号 +4 位顺序号

112. 不属于特殊审批的新药申请是

A. 未在国内获准上市的化学原料药及其制剂、生物制品

B. 治疗尚无有效治疗手段的疾病的新药

C. 治疗艾滋病、恶性肿瘤等疾病且具有明显临床治疗优势的新药

D. 未在国内上市销售的从植物、动物、矿物等物质中提取的有效成分及其制剂,新发现的药材及其制剂

E. 治疗罕见病等疾病且具有明显临床治疗优势的新药

113. 药物临床试验被批准后,应当

A. 1 年内实施

B. 2 年内实施

C. 3 年内实施

D. 4 年内实施

E. 5 年内实施

114. 一般使用具有足够样本量的随机盲法对照试验的是

A. Ⅰ期临床试验

B. Ⅱ期临床试验

C. Ⅲ期临床试验

D. Ⅳ期临床试验

E. 生物等效性试验

115. 改变剂型但不改变给药途径,以及增加新适应证的注册申请获得批准后不发给新药证书,但特殊剂型除外,属于特殊剂型的是

A. 片剂

B. 丸剂

C. 胶囊剂

D. 靶向制剂

E. 口服制剂

116. 申请进口的药品其生产应符合所在国家或者地区药品生产管理规范及中国的哪项要求

A.《药品生产质量管理规范》

B.《药品注册管理办法》

C.《中华人民共和国药品管理法》

D.《药品经营质量管理规范》

E.《药品生产监督管理办法》

117. 新药临床试验申请过程中,药品监督管理部门首先需要在临床试验前进行的工作是

A. 初审和现场核查

B. 第二次技术审评

C. 生产现场检查

D. 标准品审查

E. GMP

118. 临床试验过程中发生严重不良事件的,研究者应当在多长时间内报告有关部门
   A. 8 小时内
   B. 12 小时内
   C. 24 小时内
   D. 48 小时内
   E. 72 小时内

119. 药品再注册申请,是指
   A. 未曾在中国境内上市销售的药品的注册申请
   B. 生产国家食品药品监督管理总局已批准上市的已有国家标准的药品的注册申请
   C. 境外已上市的药品在中国境内上市销售的注册申请
   D. 是指新药申请、仿制药申请或者进口药品申请经批准后,改变、增加或者取消原批准事项或者内容的注册申请
   E. 药品批准证明文件有效期满后申请人拟继续生产或者进口该药品的注册申请

120. 药品注册检验,包括
   A. 样品检验和临时抽检
   B. 样品检验和药品标准复核
   C. 样品检验和定期抽检
   D. 生产检验和药品标准复核
   E. 上市检验和药品标准复核

121. 依照《药品注册管理办法》规定,以下新药证书的格式错误的是
   A. 国药准字 H20060066
   B. 国药准字 22006066
   C. 国药准字 S20060066
   D. 国药准字 F20060066
   E. 国药准字 J20060066

122. 药物的临床试验(包括生物等效性试验)必须经过哪个部门批准
   A. 国家食品药品监督管理总局
   B. 卫生计生委
   C. 卫生计生委和国家食品药品监督管理总局
   D. 省级食品药品监督管理部门
   E. 省级卫生主管部门

123. 根据《药品经营质量管理规范》,药品零售企业无需分开存放的药品是
   A. 药品与非药品
   B. 内服药与外用药
   C. 处方药与非处方药
   D. 进口药与国产药
   E. 易串味的药品与一般药品

124. 药品生产企业必须对其生产的药品进行质量检验,其检验应当
   A. 批批检验
   B. 每两批检验
   C. 每三批检验
   D. 每日检验
   E. 每班次检验

125. 药品经营企业库房药品养护时温湿度的记录要求是
   A. 每周一次
   B. 每三天一次
   C. 每二天一次
   D. 每天下午一次
   E. 每天上、下午定时各一次

126. 企业已售出的药品如发现质量问题,应
   A. 及时回收药品,给予消费者赔偿
   B. 及时回收药品,然后销毁药品
   C. 立即销毁药品
   D. 向有关管理部门报告,并及时追回药品和做好记录

E. 立即通知消费者停止服用

127. 验收药品时,确定为合格品的状态标志是
    A. 黄色
    B. 绿色
    C. 红色
    D. 蓝色
    E. 橙色

128. 药品经营企业库房中冷库温度是
    A. 0℃以下
    B. 1~8℃
    C. 2~10℃
    D. <10℃
    E. <20℃

129. 药品经营中对药品经营企业索要的基本资质是
    A. 税务登记证、营业执照
    B. 营业执照、药品经营许可证
    C. 营业执照、组织机构代码证
    D. 组织机构代码证、税务登记证
    E. 营业执照、银行开户许可证

130. 在药品零售企业中,只能陈列代用品或空包装的是
    A. 特殊管理药品
    B. 危险品
    C. 医疗用毒性药品
    D. 麻醉药品
    E. 精神药品

131. 根据GSP的规定,怕压药品应
    A. 定期循环抽查
    B. 定期送样检查
    C. 采取隔离措施
    D. 集中存放
    E. 定期翻垛

132. 根据《药品经营质量管理规范》,下列说法中,错误的是
    A. 药品经营企业每年应组织直接接触药品的人员进行健康检查,并建立健康档案
    B. 药品批发企业每年应对进货情况进行质量评审
    C. 药品批发企业质量管理机构的负责人应是执业药师或具有相应的药学专业技术职称
    D. 药品经营企业主要负责人对企业所经营药品的质量负全部责任
    E. 中药饮片装斗前应做质量复核,不得错斗、串斗,防止混药

133. 依照《药品说明书和标签管理规定》规定,有效期表述形式错误的是
    A. 有效期至2008年08月
    B. 有效期至2008.08
    C. 有效期至2008.8.8
    D. 有效期至2008/08/08
    E. 有效期至2008年08月08日

134. 根据《中华人民共和国药品管理法》,下列按假药论处的情形是
    A. 超过有效期的
    B. 变质的
    C. 擅自添加着色剂、防腐剂及辅料的
    D. 不注明或者更改生产批号的
    E. 直接接触药品的包装材料未经批准的

二、B型题（标准配伍题）

答题说明:

以下提供若干组考题,每组考题共用在考题前列出的A、B、C、D、E五个备选答案。请从中选择一个与问题关系最密切的答案。某个备选答案可能被选择一次、多次或不被选择。

(135~136题共用备选答案)
A. 药品说明书
B. 注射剂和非处方药说明书
C. 药品说明书的专业术语
D. 药品不良反应信息
E. 中药说明书

135. 应当列出全部活性成分或者组方中的全部中药药味
136. 应当列出所用的全部辅料名称

(137~138题共用备选答案)
A. ZC+4位年号+4位顺序号
B. SC+4位年号+4位顺序号
C. S+4位年号+4位顺序号
D. BH+4位年号+4位顺序号
E. 国药准字J+4位年号+4位顺序号

137. 在境内销售香港生产的中成药,其注册证证号的格式应为
138. 在境内分装从印度进口的化学药品,其注册证证号的格式应为

(139~140题共用备选答案)
A. 药品名称
B. 用法用量
C. 生产批号
D. 批准文号
E. 规格

139. 中药制剂内包装标签内容不包括
140. 中药制剂大包装标签内容不包括

(141~142题共用备选答案)
A. 必须在左三分之一范围内显著位置标出
B. 必须在右三分之一范围内显著位置标出
C. 必须在右四分之一范围内显著位置标出
D. 必须在上四分之一范围内显著位置标出
E. 必须在上三分之一范围内显著位置标出

141. 横版标签的药品通用名称
142. 竖版标签的药品通用名称

(143~144题共用备选答案)
A. 含有化学药物的中成药
B. 含有生物药物的中成药
C. 含有国家一类保护动植物的中成药
D. 所表明的适应证或者功能主治超出规定范围的中成药
E. 未标明有效期或者更改有效期的中成药

143. 属于假药的是
144. 属于劣药的是

(145~146题共用备选答案)
A. 静脉输液
B. 麻醉药品
C. 精神药品
D. 医药用毒性药品
E. 放射性药品

145. 连续使用后易产生身体依赖、能成瘾癖的药品
146. 直接作用于中枢神经系统,使之兴奋或抑制,连续使用能产生依赖性的药品

(147~148题共用备选答案)
A. 不得超过1日常用量
B. 不得超过2日常用量
C. 不得超过3日常用量
D. 不得超过5日常用量
E. 不得超过7日常用量

147. 麻醉药品糖浆剂的每张处方
148. 第二类精神药品每张处方

(149~150题共用备选答案)
A. 必须执行检查制度
B. 必须准确无误,并正确说明用法、用量

和注意事项
C. 必须有真实、完整的购销记录
D. 必须执行药品保管制度
E. 必须根据医师处方

149. 药品经营企业购进药品
150. 药品经营企业购销药品

(151～152题共用备选答案)
A. 常用药品价格
B. 药品价格清单
C. 药品招标价格
D. 药品零售价格
E. 药品购销价格

根据《中华人民共和国药品管理法》

151. 医疗机构向患者提供所用药品时应当提供
152. 医疗保险定点医疗机构应当按照规定如实公布其

(153～154题共用备选答案)
A. 新药
B. 已有国家标准的药品
C. 国家基本药物
D. 处方药
E. 非处方药

153. 从国家目前临床应用的各类药物中,经科学评价而遴选出的在同类药品中具有代表性的药物是
154. 必须凭执业医师或执业助理医师的处方才可购买、调配和使用的药品是

(155～156题共用备选答案)
A.《中国药典》
B.《药品卫生标准》
C.《中药饮片炮制规范》
D.《中药材种植规范》
E.《卫生部颁药品标准》

155. 由国家药典委员会每5年修订一次的是
156. 由省级药品监督管理部门制定的是

(157～158题共用备选答案)
A. 对药事活动的依法管理
B. 药品质量的监督管理
C. 保障药品安全、有效
D. 促进药学事业发展
E. 保证合理用药

157. 药事管理的核心是
158. 药房管理的核心是

(159～160题共用备选答案)
A. 山药
B. 枸杞
C. 冬虫夏草
D. 甘草
E. 黄连

159. 国家对部分重点中药材购销实行管理,属于第一类的为
160. 国家对部分重点中药材购销实行管理,属于第二类的为

(161～162题共用备选答案)
A. 牛蒡子
B. 五味子
C. 砂仁
D. 黄芩
E. 白芍

161. 国家对其出口实行审批管理的为
162. 国家对其进口实行审批管理的为

(163～164题共用备选答案)
A. 1级
B. 2级
C. 3级
D. 4级
E. 5级

163. 对于特定疾病有特殊疗效的中药可以实行保护的级别为
164. 对于特定疾病有显著疗效的中药可以实行保护的级别为

(165~166题共用备选答案)

A. 13 种
B. 24 种
C. 28 种
D. 32 种
E. 42 种

165. 毒性中药材品种数量为
166. 国家重点保护的野生中药材品种数量为

(167~168题共用备选答案)

A. 梅花鹿茸
B. 五味子
C. 黄柏
D. 细辛
E. 黄芩

167. 属于一级国家重点保护野生动植物药材的是
168. 属于二级国家重点保护野生动植物药材的是

(169~170题共用备选答案)

A. 熊胆
B. 麝香
C. 冬虫夏草
D. 三七
E. 枸杞子

169. 国家对部分重点中药材购销实行管理,属于第一类的是
170. 国家对部分重点中药材购销实行管理,属于第二类的是

(171~172题共用备选答案)

A. 进一步验证药物对目标适应证患者的治疗作用和安全性,评价利益与风险关系,最终为药物注册申请的审查提供充分的依据
B. 观察人体对于新药的耐受程度和药代动力学,为制定给药方案提供依据
C. 考察在广泛使用条件下的药物的疗效和不良反应,评价在普通或者特殊人群中使用的利益与风险关系以及改进给药剂量等
D. 初步评价药物对目标适应证患者的治疗作用和安全性
E. 研究新药的疗效和安全性的关系

171. Ⅰ期临床试验目的是
172. Ⅳ期临床试验目的是

(173~174题共用备选答案)

A. 1 年
B. 2 年
C. 3 年
D. 4 年
E. 5 年

173. 麻醉药品储存单位以及麻醉药品和第一类精神药品的使用单位专用账册的保存期限应当自药品有效期期满之日起不少于

174. 第二类精神药品经营企业专用账册的保存期限应当自药品有效期期满之日起不少于

(175~176题共用备选答案)

A. 仓库药品质量定期检查记录
B. 首营品种的验收记录
C. 购进记录
D. 质量跟踪记录
E. 销售记录根据《药品经营质量管理规范》

175. 药品出库复核人员应完成
176. 养护人员应完成

(177~178题共用备选答案)

A. $100m^2$ 和 $30m^2$
B. $50m^2$ 和 $20m^2$
C. $40m^2$ 和 $20m^2$
D. $40m^2$ 和 $3m^2$
E. $40m^2$ 和 $0m^2$

177. 用于药品零售的零售连锁门店的营业场所和仓库面积应不低于
178. 用于药品零售的大型零售企业的营业场所和仓库面积应不低于

(179~180题共用备选答案)
  A. γ-羟丁酸
  B. 西地那非
  C. 麦角酸
  D. 吗啡阿托品注射液
  E. 艾司唑仑
根据国家食品药品监督管理局、公安部、卫生部联合发布的《麻醉药品和精神药品品种目录》
179. 属于麻醉药品的是
180. 属于第一类精神药品的是

(181~182题共用备选答案)
  A. 一年
  B. 二年
  C. 三年
  D. 至超过药品有效期一年,但不得少于二年
  E. 至超过药品有效期一年,但不得少于三年
181. 药品批发企业的药品购进记录应保存
182. 药品零售企业的药品购进记录应保存

(183~185题共用备选答案)
  A. 医疗机构配制的制剂
  B. 处方药
  C. 甲类非处方药
  D. 保健食品
  E. 麻醉药品
183. 只能凭专用处方在本医疗机构使用的是
184. 凭医师处方只能在本医疗机构使用的是

(185~186题共用备选答案)
  A. 请凭医师处方、在药师指导下购买和使用
  B. 请仔细阅读药品使用说明书,并在医师或临床药师指导下购买和使用
  C. 请仔细阅读药品使用说明书,并按说明使用或在药师指导下购买和使用
  D. 请按医师处方或说明书购买和使用
  E. 凭医师处方销售、购买和使用
185. 非处方药的警示语是
186. 处方药的警示语是

(187~188题共用备选答案)
  A. 药品生产企业许可证
  B. 药品经营企业许可证
  C. 两者均需
  D. 两者均不需
187. 处方药、非处方药生产企业必须具有
188. 非处方药的批发企业必须具有

(189~190题共用备选答案)
  A. 黄色色标
  B. 绿色色标
  C. 蓝色色标
  D. 红色色标
  E. 黑色色标《药品经营质量管理规范实施细则》规定
189. 待验药品库用
190. 不合格药品库用

(191~192题共用备选答案)
  A. 承担中医药专家学术经验和技术专长继承工作的指导老师
  B. 中医药专家学术经验和技术专长继承工作的继承人
  C. 在医药院校从事医药教育的教师
  D. 医药院校全日制在校硕士生
  E. 医药院校全日制在校博士生
191. 应当具有较高的学术水平和丰富的实践经验、技术专长和良好的职业道德
192. 应当受聘于医疗卫生机构或者医学教育、

科研机构从事中医药工作,并担任中级以上专业技术职务

C.102 种
D.1260 种
E.773 种

(193~194 题共用备选答案)
A.医疗机构执业许可证
B.《医疗机构管理条例》
C.《药品管理法》
D.执业医师资格证
E.从业资格证

193.开办中医医疗机构,应当取得
194.开办中医医疗机构,办理审批手续应遵照

197.2009 年公布的《国家基本药品目录》(基层医疗机构用)化学药品共有多少种
198.2009 年公布的《国家基本药品目录》(基层医疗机构用)中成药共有多少种

(195~196 题共用备选答案)
A.5 年
B.10 年
C.15 年
D.20 年
E.30 年

195.发明专利的保护期限为
196.实用新型专利的保护期限为

(197~198 题共用备选答案)
A.2033 种
B.205 种

(199~200 题共用备选答案)
A.生产国家食品药品监督管理总局已批准上市的已有国家标准的药品的注册申请
B.境外生产的药品在中国境内上市销售的注册申请
C.未曾在中国境内上市销售的药品的注册申请
D.对药品批准证明文件有效期满后继续生产、进口的药品实施审批的过程
E.新药申请、已有国家标准药品的申请或进口药品申请批准后,改变、增加或取消原批准事项或内容的注册申请

199.新药申请是指
200.进口药品申请是指

参 考 答 案

1. D	2. D	3. E	4. A	5. E	6. D	7. D	8. A	9. E	10. B
11. B	12. B	13. D	14. A	15. C	16. A	17. E	18. A	19. B	20. C
21. D	22. D	23. C	24. C	25. E	26. A	27. D	28. D	29. D	30. C
31. B	32. C	33. E	34. B	35. D	36. E	37. C	38. C	39. E	40. C
41. E	42. B	43. A	44. A	45. D	46. B	47. C	48. B	49. E	50. E
51. A	52. A	53. B	54. D	55. A	56. E	57. D	58. E	59. E	60. D
61. C	62. D	63. C	64. C	65. B	66. B	67. A	68. B	69. A	70. E
71. E	72. B	73. D	74. E	75. B	76. B	77. D	78. D	79. A	80. A
81. A	82. A	83. E	84. E	85. B	86. E	87. B	88. B	89. B	90. E
91. A	92. A	93. B	94. C	95. E	96. A	97. B	98. A	99. E	100. A
101. C	102. D	103. A	104. B	105. B	106. C	107. B	108. C	109. B	110. B

111. A	112. A	113. C	114. C	115. D	116. A	117. A	118. C	119. E	120. B
121. D	122. A	123. D	124. A	125. E	126. D	127. B	128. C	129. B	130. B
131. E	132. D	133. C	134. B	135. A	136. B	137. A	138. D	139. D	140. B
141. E	142. B	143. D	144. E	145. B	146. C	147. C	148. E	149. A	150. C
151. B	152. A	153. C	154. D	155. A	156. C	157. A	158. E	159. D	160. E
161. E	162. C	163. A	164. B	165. C	166. E	167. A	168. C	169. B	170. D
171. B	172. C	173. E	174. E	175. D	176. A	177. E	178. A	179. D	180. A
181. E	182. D	183. E	184. A	185. C	186. E	187. A	188. B	189. A	190. D
191. A	192. B	193. A	194. B	195. D	196. B	197. B	198. C	199. C	200. B

中药炮制学

一、A 型题（单句型最佳选择题）

答题说明：

以下每一道考题下面有 A、B、C、D、E 五个备选答案。请从中选择一个最佳答案。

1. 采用酒炙炮制乳香的目的是
   A. 改变作用趋势
   B. 消除副作用
   C. 降低毒性
   D. 改变药性
   E. 矫臭矫味

2. 含挥发油类有效成分的药物不宜采用的炮制方法是
   A. 晾干
   B. 高温加热
   C. 抢水洗
   D. 净制
   E. 切制

3. 可引药上行的炮制方法是
   A. 大黄酒炙
   B. 黄柏盐炙
   C. 厚朴姜炙
   D. 马钱子砂烫
   E. 川乌煮制

4. 下列药物中常用醋炙的药物是
   A. 延胡索
   B. 山茱萸
   C. 黄连
   D. 女贞子
   E. 枇杷叶

5. 陈皮宜采用的水处理方法是
   A. 淋法
   B. 淘洗法
   C. 泡法
   D. 漂法
   E. 润法

6. 白芍水处理软化程度的检查方法是
   A. 弯曲法
   B. 指掐法
   C. 穿刺法
   D. 手捏法
   E. 口尝法

7. 含生物碱类成分药物常用下列哪一组辅料炮制
   A. 黄酒、米醋
   B. 盐水、蜂蜜
   C. 麦麸、灶心土
   D. 蛤粉、滑石粉
   E. 银花、黑豆

8. 常采用镑法加工的药材是
   A. 大黄
   B. 麻黄

C. 山药

D. 水牛角

E. 槟榔

9. 乳香醋炙时,药量与醋的比例为
   A. 100∶25
   B. 100∶20
   C. 100∶15
   D. 100∶10
   E. 100∶5

10. 六味地黄丸宜选用
    A. 鲜地黄
    B. 生地黄
    C. 熟地黄
    D. 生地炭
    E. 熟地炭

11. 槐花炒炭后槲皮素含量为生品的
    A. 1 倍以上
    B. 5 倍以上
    C. 10 倍以上
    D. 15 倍以上
    E. 20 倍以上

12. 姜炙竹茹的炮制作用为
    A. 增强降逆止呕作用
    B. 增强清肝退热作用
    C. 增强疏肝止痛作用
    D. 增强润肺止咳作用
    E. 增强补肾助阳作用

13. 炒黄法一般的火力是
    A. 文火
    B. 中火
    C. 武火
    D. 先武火后文火
    E. 先文火后武火

14. 炒后可降低毒性的药材是
    A. 苍耳子
    B. 王不留行
    C. 槐花
    D. 莱菔子
    E. 决明子

15. 砂炒时,每 100kg 药材用砂
    A. 10～15kg
    B. 15～20kg
    C. 20～25kg
    D. 25～30kg
    E. 以能掩盖药材为度

16. 适于滑石粉炒的药材是
    A. 刺猬皮
    B. 马钱子
    C. 党参
    D. 鳖甲
    E. 乌梅

17. 不能反复使用的辅料是
    A. 河砂
    B. 蛤粉
    C. 大米
    D. 滑石粉
    E. 灶心土

18. 关于马钱子炮制解毒原理说法错误的是
    A. 炮制后总生物碱含量下降
    B. 炮制后士的宁含量下降
    C. 炮制后马钱子碱含量下降
    D. 士的宁含量损失较马钱子碱更多
    E. 炮制后生物碱的异型结构和氮氧化合物增多

19. 砂炒后便于除去绒毛的药材是
    A. 当归
    B. 鸡内金

C. 狗脊

D. 枇杷叶

E. 鳖甲

20. 采用先炒后加醋炮制的药材是

A. 乳香

B. 香附

C. 柴胡

D. 莪术

E. 三棱

21. 长于攻积导滞、泻火解毒的饮片是

A. 生大黄

B. 酒大黄

C. 熟大黄

D. 大黄炭

E. 清宁片

22. 用于老人体弱者大便秘结的饮片是

A. 生大黄

B. 酒大黄

C. 熟大黄

D. 大黄炭

E. 清宁片

23. 清宁片制备方法中未使用的步骤是

A. 煮制

B. 炒制

C. 粉碎

D. 蒸制

E. 切制

24. 不用醋炙法炮制的药材是

A. 延胡索

B. 柴胡

C. 牛膝

D. 大黄

E. 乳香

25. 不用盐炙法炮制的药材是

A. 补骨脂

B. 延胡索

C. 黄芪

D. 杜仲

E. 黄柏

26. 不用蜜炙法炮制的药材是

A. 麻黄

B. 厚朴

C. 百部

D. 黄芪

E. 枇杷叶

27. 熟大黄泻下作用缓和是降低了哪类含量

A. 结合型蒽醌

B. 游离型蒽醌

C. 有机酸

D. 香豆素

E. 糖类

28. 治疗血虚便溏,腹中时痛宜选用

A. 土炒当归

B. 当归炭

C. 酒当归

D. 当归尾

E. 当归头

29. 能增强柴胡清肝退热功效的炮制品是

A. 鳖血柴胡

B. 酒柴胡

C. 醋柴胡

D. 柴胡炭

E. 盐柴胡

30. 不属于四制香附辅料的是

A. 生姜汁

B. 米醋

C. 蜂蜜

D. 黄酒
E. 食盐水

31. 长于破血的是
    A. 全当归
    B. 当归头
    C. 当归身
    D. 当归尾
    E. 当归头和当归身

32. 宜采用姜炙法炮制的药材是
    A. 淫羊藿
    B. 厚朴
    C. 黄柏
    D. 麻黄
    E. 丹参

33. 关于蟾酥说法不正确的是
    A. 生品质地坚硬
    B. 一般用盐炙品
    C. 对操作者有刺激性
    D. 炮制后利于粉碎
    E. 炮制后可降低毒性

34. 要求去粗皮并且常用盐炙的是
    A. 杜仲、厚朴
    B. 黄柏、益智
    C. 杜仲、黄柏
    D. 黄柏、厚朴
    E. 知母、杜仲

35. 生甘草长于
    A. 泻火解毒
    B. 清热凉血
    C. 补脾和胃
    D. 益气复脉
    E. 祛风除湿

36. 麻黄发汗解表的药用部位是

A. 木质茎
B. 茎节
C. 草质茎
D. 全草
E. 根

37. 大黄炒炭的目的是
    A. 清肝明目
    B. 引药上行
    C. 引药入肝
    D. 清上焦实热
    E. 增强止血作用

38. 煅制石膏的作用是
    A. 增强收敛生肌作用
    B. 产生止血作用
    C. 增强收敛止泻作用
    D. 增强除烦止渴作用
    E. 增强清热泻火作用

39. 采用明煅法炮制的药材是
    A. 石决明
    B. 磁石
    C. 自然铜
    D. 雄黄
    E. 血余炭

40. 在密闭容器中,蒸制的火力是
    A. 文火
    B. 中火
    C. 武火
    D. 先武火,待"圆汽"后改为文火
    E. 先文火,待"圆汽"后改为武火

41. 为增加炉甘石清热明目、敛疮收湿的功效,可用
    A. 甘草水制
    B. 三黄汤制
    C. 炼蜜制

D. 生姜汁制
E. 盐水制

42. 天麻片的切制方法是
    A. 蒸软切制
    B. 润药切制
    C. 泡药切制
    D. 直接切制
    E. 煮后切制

43. 降低或消除药物的毒性,最佳的方法是
    A. 煮法
    B. 炒黄法
    C. 炒焦法
    D. 酒炙法
    E. 盐炙法

44. 生何首乌用黑豆汁蒸制后减弱了滑肠致泻副作用的原因
    A. 总蒽醌含量减少
    B. 总蒽醌含量增多
    C. 结合型蒽醌水解成游离型蒽醌
    D. 卵磷脂含量增加
    E. 卵磷脂含量降低

45. 不属于黄芩蒸或沸水煮的作用是
    A. 使酶灭活
    B. 软化药材
    C. 保存药效
    D. 便于切片
    E. 增强清热止血的作用

46. 不是五味子炮制品种的是
    A. 生五味子
    B. 醋五味子
    C. 酒五味子
    D. 蜜五味子
    E. 麸炒五味子

47. 酒蒸后可减少副作用的药材是
    A. 肉苁蓉
    B. 女贞子
    C. 山茱萸
    D. 大黄
    E. 五味子

48. 淡附片的炮制辅料是
    A. 甘草+黑豆
    B. 豆腐
    C. 甘草+金银花
    D. 金银花
    E. 甘草

49. 长于温中化痰、降逆止呕的饮片是
    A. 生半夏
    B. 清半夏
    C. 姜半夏
    D. 法半夏
    E. 胆南星

50. 胆汁制天南星后,其性味变化是
    A. 由辛热变为苦温
    B. 由辛温变为苦温
    C. 由辛凉变为苦温
    D. 由苦燥变为湿润
    E. 由辛温变为苦凉

51. 中药炮制中发酵法的最佳温度是
    A. 10℃~15℃
    B. 25℃~30℃
    C. 30℃~37℃
    D. 40℃
    E. 50℃~55℃

52. 中药发酵法的最佳相对湿度是
    A. 80%~90%
    B. 20%~30%
    C. 40%~50%

D. 70%~80%

E. 10%~20%

53. 中药炮制中发芽法的最佳温度是

A. 10℃~15℃

B. 25℃~30℃

C. 30℃~37℃

D. 18℃~25℃

E. 50℃~55℃

54. 关于白矾煅制说法不正确的是

A. 应一次煅透

B. 煅烧过程应时时搅拌

C. 中途不能停火

D. 煅至膨胀松泡呈白色蜂窝状固体,完全干枯

E. 煅烧温度在180℃~260℃

55. 煅制石决明的作用是

A. 增强平肝潜阳作用

B. 增强寒凉之性

C. 增强固涩收敛、明目作用

D. 增强清热作用

E. 增强活血化瘀作用

56. 炮制远志的方法是

A. 盐水煮

B. 甘草水煮

C. 黑豆汁煮

D. 豆腐煮

E. 姜汤煮

57. 适用于表证已解而喘咳未愈体虚患者的药物是

A. 生麻黄

B. 炙麻黄

C. 麻黄绒

D. 炙麻黄绒

E. 麻黄根

58. 蜜炙后增强润肺止咳作用并能矫味,避免呕吐的药物是

A. 黄芪

B. 枇杷叶

C. 百部

D. 麻黄

E. 马兜铃

59. 大黄酒炙的目的为

A. 清肝明目

B. 引药下行

C. 引药入肝

D. 清上焦实热

E. 补脾益气

60. 黄连酒炙目的是

A. 引药下行

B. 引药上行

C. 引药入肝

D. 缓和辛燥之性

E. 便于调剂制剂

61. 制备萸黄连时,每100kg药物,用吴茱萸

A. 5kg

B. 10kg

C. 20kg

D. 25kg

E. 30kg

62. 需要"杀酶保苷"的药材是

A. 川芎

B. 厚朴

C. 苍术

D. 麻黄

E. 黄芩

63. 每100kg蜜炙麻黄或蜜炙麻黄绒的炼蜜用量分别是

A. 10kg、20kg

B. 20kg、10kg
C. 20kg、25kg
D. 25kg、20kg
E. 均是15kg

64. 制巴戟天使用的辅料是
   A. 炼蜜
   B. 食盐水
   C. 甘草水
   D. 麻油
   E. 黄酒

65. 不属于白芍常用炮制品的是
   A. 酒白芍
   B. 炒白芍
   C. 醋白芍
   D. 土炒白芍
   E. 盐白芍

66. 炮制后副作用降低的饮片是
   A. 醋莪术
   B. 酒白芍
   C. 酒常山
   D. 盐泽泻
   E. 蜜甘草

67. 竹茹姜炙后的作用是
   A. 增强降逆止呕的功效
   B. 便于煎出药效成分
   C. 增强宽中和胃的功效
   D. 便于配方
   E. 矫臭矫味

68. 制备熟大黄时,每100kg大黄片或块,用黄酒
   A. 5kg
   B. 10kg
   C. 20kg
   D. 30kg

E. 50kg

69. 以行气解郁、调经散结为主的饮片是
   A. 生香附
   B. 醋香附
   C. 四制香附
   D. 酒香附
   E. 香附炭

70. 盐炙法中,配制食盐水时一般加水量应为食盐的
   A. 1~2倍
   B. 4~5倍
   C. 8~10倍
   D. 10~12倍
   E. 12~15倍

71. 传统用法中,止血宜选用
   A. 当归尾
   B. 当归头
   C. 当归身
   D. 土炒当归
   E. 全当归

72. 杜仲盐炙的火候要求是
   A. 中火炒干
   B. 武火炒至表面发黑
   C. 中火炒至颜色加深,丝易断
   D. 文火炒干
   E. 文火炒至表面深黄色

73. 蜜炙桂枝的炮制作用是
   A. 降低腥臭味
   B. 降低毒副作用
   C. 增强补虚缓急的作用
   D. 便于粉碎
   E. 便于调剂制剂

74. 淫羊藿的炮制方法是

A. 盐炙
B. 醋炙
C. 羊脂油炙
D. 麻油炙
E. 蜜炙

75. "生升熟降"是指炮制对药物哪方面的影响
    A. 作用趋向
    B. 作用部位
    C. 四气
    D. 五味
    E. 毒性

76. 炉甘石的传统粉碎工艺是
    A. 碾碎
    B. 擂碎
    C. 煅烧
    D. 水飞
    E. 煅淬水飞

二、B型题（标准配伍题）

答题说明：

以下提供若干组考题，每组考题共用在考题前列出的 A、B、C、D、E 五个备选答案。请从中选择一个与问题关系最密切的答案。某个备选答案可能被选择一次、多次或不被选择。

(77~78题共用备选答案)
A. 麸炒
B. 米炒
C. 醋炙
D. 盐炙
E. 酒炙

77. 降低苍术燥性的炮制方法是
78. 降低补骨脂燥性的炮制方法是

(79~80题共用备选答案)
A. 18%~20%

B. 1.20%~2.20%
C. 0.78%~0.82%
D. 0.20%
E. 0.15%

79. 马钱子粉含士的宁应为
80. 马钱子含士的宁应为

(81~82题共用备选答案)
A. 撞去毛
B. 挖去毛
C. 燎去毛
D. 刷去毛
E. 烫去毛

81. 净制鹿茸应
82. 净制金樱子应

(83~84题共用备选答案)
A. 极薄片
B. 薄片
C. 厚片
D. 段
E. 丝

83. 白芍宜切
84. 大黄宜切

(85~86题共用备选答案)
A. 50℃
B. 60℃
C. 70℃
D. 80℃
E. 90℃

85. 一般药物干燥温度不宜超过
86. 含芳香挥发性成分的药物干燥温度不宜超过

(87~88题共用备选答案)
A. 喷淋法
B. 淘洗法
C. 泡法
D. 漂法

E. 润法
87. 毒性药材常采用的软化方法是
88. 质地坚硬,水分难渗入的药材常采用的软化方法是

(89~90题共用备选答案)
A. 极薄片
B. 薄片
C. 厚片
D. 段
E. 丝
89. 麻黄宜切
90. 陈皮宜切

(91~92题共用备选答案)
A. 100:10~100:15

B. 100:20
C. 100:25~100:30
D. 100:30~100:50
E. 100:40~100:50
91. 麸炒时,药材与辅料的比例是
92. 蛤粉炒时,药材与辅料的比例是

(93~94题共用备选答案)
A. 10~20kg
B. 20~30kg
C. 2kg
D. 10kg
E. 25kg
93. 盐炙时,一般每100kg药材用食盐
94. 姜炙时,一般每100kg药材用生姜

参 考 答 案

1. E	2. B	3. A	4. A	5. A	6. A	7. A	8. D	9. D	10. C
11. C	12. A	13. A	14. A	15. E	16. A	17. C	18. D	19. C	20. A
21. A	22. E	23. B	24. C	25. C	26. B	27. A	28. A	29. A	30. C
31. D	32. B	33. B	34. C	35. A	36. C	37. E	38. A	39. A	40. D
41. B	42. A	43. A	44. C	45. E	46. E	47. D	48. A	49. E	50. E
51. C	52. D	53. D	54. B	55. C	56. B	57. D	58. E	59. D	60. B
61. B	62. E	63. C	64. C	65. E	66. C	67. A	68. D	69. C	70. B
71. B	72. C	73. C	74. C	75. A	76. E	77. A	78. D	79. C	80. B
81. C	82. B	83. B	84. C	85. D	86. A	87. D	88. C	89. D	90. E
91. A	92. D	93. C	94. D						

中药鉴定学

一、A 型题（单句型最佳选择题）

答题说明：

以下每一道考题下面有 A、B、C、D、E 五个备选答案。请从中选择一个最佳答案。

1. 除哪一项外均为羌活的商品规格
   A. 蚕羌
   B. 竹节羌
   C. 大头羌
   D. 条羌
   E. 鸡头羌

2. 草酸钙针晶存在于黏液细胞中，含大量淀粉粒且导管为环纹或螺纹的中药是
   A. 白术
   B. 肉桂
   C. 石菖蒲
   D. 半夏
   E. 天麻

3. 除哪项外均为板蓝根的性状特征
   A. 根头部略膨大，可见轮状排列的暗绿色叶柄残基和密集的疣状突起
   B. 质坚实，不易折断
   C. 断面皮部黄白色
   D. 木质部黄色
   E. 气微，味微甜而后苦涩

4. 药材横切面最外为后生皮层的药材是
   A. 大黄
   B. 苍术
   C. 川乌
   D. 石菖蒲
   E. 麦冬

5. 半夏的气味为
   A. 气微，味淡
   B. 气微辛，味苦，麻舌
   C. 无嗅，味辛辣，麻舌而刺喉
   D. 气芳香，味辛辣
   E. 气微香，味苦涩

6. 大黄主要含有以下哪种化学成分
   A. 生物碱类
   B. 皂苷类
   C. 蒽醌类
   D. 挥发油
   E. 强心苷

7. 白芍药材的产地加工方法是
   A. 去皮后晒干
   B. 除去泥沙后烘干
   C. 略烫后晒干
   D. 置沸水中煮后除去外皮或去皮后再煮，晒干
   E. 除去泥沙后晒干

8. 来源于植物棉团铁线莲的威灵仙，其药材的气味是

A. 气微,味淡
B. 气微,味苦
C. 气微,味咸
D. 气微香,味涩
E. 气微,味辛辣

9. 组织中含乳汁管的药材是
   A. 三七
   B. 川芎
   C. 白芷
   D. 党参
   E. 当归

10. 生川乌药材中含有的剧毒成分是
    A. 异喹啉类生物碱
    B. 双酯类生物碱
    C. 乌头多糖
    D. 双蒽酮苷类
    E. 乌头胺

11. 非板蓝根药材的特征是
    A. 根头部略膨大,可见轮状排列的黯绿色叶柄残基和密集的疣状突起
    B. 质坚实,不易折断
    C. 木质部黄色
    D. 断面皮部黄白色
    E. 味微甜而后苦涩

12. 按照产地命名的羌活商品药材是
    A. 竹节羌
    B. 蚕羌
    C. 大头羌
    D. 条羌
    E. 西羌

13. 北苍术与茅苍术药材横切面的鉴别特征是
    A. 皮层无油室
    B. 北苍术木栓层无石细胞带
    C. 韧皮部宽大
    D. 皮层有纤维束,木质部纤维束大
    E. 纤维束与导管相间排列

14. 龙胆药材根横切面最外层的保护组织是
    A. 表皮
    B. 后生皮层
    C. 下皮层
    D. 皮层
    E. 木栓层

15. "鹦哥嘴"或"红小辫"是形容哪个药材的性状鉴别特征
    A. 党参
    B. 知母
    C. 防风
    D. 银柴胡
    E. 天麻

16. 以下哪种药材粉末中无草酸钙结晶
    A. 大黄
    B. 黄芪
    C. 甘草
    D. 牛膝
    E. 人参

17. 玄参根横断面特征为
    A. 棕色,粉性
    B. 黄色,角质性
    C. 黑色,粉性
    D. 黑色,微有光泽
    E. 棕色,角质性

18. 川芎的气味为
    A. 气香,味苦、辛
    B. 气香,味甘、辣
    C. 香气浓郁,味苦、辛,稍麻舌,微回甜
    D. 气微,味苦,麻舌
    E. 气微,味淡

19. 细辛药材原植物属于
    A. 马兜铃科
    B. 蓼科
    C. 毛茛科
    D. 苋科
    E. 唇形科

20. 不是细辛药材性状鉴别特征的是
    A. 常卷缩成团
    B. 根茎横生呈不规则圆柱状
    C. 质脆,易折断,断面平坦
    D. 气辛香,味辛辣、麻舌
    E. 嚼之粘牙,有砂粒感

21. 不是味连药材性状特征的是
    A. 多单枝,圆柱形,"过桥"长
    B. 表面黄褐色,有结节状隆起及须根痕
    C. 断面不整齐,木部鲜黄色或橙黄色
    D. 有放射状纹理,中央有髓
    E. 气微,味极苦

22. 甘草药材粉末镜检可见
    A. 石细胞和晶纤维
    B. 网纹导管和石细胞
    C. 韧皮纤维和石细胞
    D. 晶纤维和具缘纹孔导管
    E. 草酸钙方晶和石细胞

23. 呈圆形或类圆形薄片,切面类白色,可见棕色或淡棕色环纹,其外有红棕色小点,断面显粉性,有特异香气,味微苦、甜。此饮片是
    A. 白芷片
    B. 天花粉片
    C. 红参片
    D. 山药片
    E. 生晒参片

24. 不是三七药材性状特征的是
    A. 表面红棕色
    B. 略呈类圆锥形或圆柱形
    C. 顶端有茎痕,周围有瘤状突起
    D. 气微,味苦而回甜
    E. 质坚实,击碎后皮部与木部分离

25. 体轻、质松泡的药材是
    A. 猪苓
    B. 三棱
    C. 南沙参
    D. 北沙参
    E. 桔梗

26. 下列哪一项不属于中药材产地加工的目的
    A. 利于药材商品规格标准化
    B. 利于运输
    C. 便于保存药材的有效成分,保证药材质量
    D. 利于提高药材的产量
    E. 利于储藏与保管

27. 检查药材或饮片酸不溶性灰分时,加入的酸是
    A. 10%醋酸
    B. 10%硝酸
    C. 10%磷酸
    D. 10%硫酸
    E. 10%盐酸

28. 原植物为钩藤的药材其表面特征是
    A. 表面光滑无毛,红棕色至棕红色
    B. 钩枝密被褐色长柔毛,钩的末端膨大成小球
    C. 枝或钩的表面灰白色或灰棕色,有疣状凸起,被褐色粗毛
    D. 表面黄绿色,常有宿存托叶
    E. 钩枝具有稀疏的褐色柔毛,表面棕黄色或棕褐色,叶痕明显

29. 显微鉴别时,沉香药材径向纵切面可观察到
    A. 射线的宽度,射线细胞呈径向延长的长方形
    B. 射线的宽度和高度,射线细胞类圆形,纵向单列
    C. 射线的高度,射线细胞类方形,排成横带状
    D. 射线的高度,射线细胞长梭形,条状竖列
    E. 射线的宽度,射线细胞长梭形,放射状排列

30. 沉香药材醇浸出物的升华物加盐酸1滴与香草醛少许,再滴加乙醇1~2滴,应显
    A. 暗灰色
    B. 樱红色
    C. 棕黑色
    D. 黄绿色
    E. 鲜黄色

31. 沉香火试的特征是
    A. 有浓烟及香气,并有爆鸣声
    B. 有浓烟及强烈香气,并有油状物渗出
    C. 有强烈蒜臭气,并有火焰
    D. 有浓烟,并有火光
    E. 燃烧时气浓香,并有油状物渗出

32. "蚯蚓头"是形容哪一药材的性状鉴别特征
    A. 川木香
    B. 银柴胡
    C. 党参
    D. 人参
    E. 防风

33. 肉桂药材横切面的特征是
    A. 红棕色,纤维性强
    B. 外侧呈棕色而粗糙,内侧红棕色而油润,中间有一条黄棕色的线纹
    C. 黄白色而油润
    D. 黄白色,粉性强
    E. 白色,中间有一条棕黄色的浅纹

34. 桑白皮的来源是
    A. 桑科植物桑的干燥根皮
    B. 桑科植物桑的带叶枝梢
    C. 桑寄生科植物桑的干燥根皮
    D. 桑科植物桑寄生的茎皮
    E. 槲寄生科植物桑的干燥根皮

35. 肉桂药材粉末少许放于载玻片上,加氯仿2滴,待干,再加10%盐酸苯肼液1滴,镜检可见
    A. 针簇状结晶
    B. 杆状结晶
    C. 黄色针晶
    D. 红色油滴
    E. 无色方晶

36. 肉桂中的企边桂是指
    A. 5~6年生幼树的干皮或老树枝皮自然卷曲而成
    B. 老年树最下部近地面的干皮加压,干燥而成
    C. 加工过程中的碎块
    D. 10年生以上的干皮,将两端削成斜面,突出桂心,压成浅槽状而成
    E. 5~6年生干皮,将两边内卷压制成槽状而成

37. 叶片下表面密被白色腺点和灰白色绒毛的药材是
    A. 侧柏叶
    B. 枸骨叶
    C. 艾叶
    D. 罗布麻叶
    E. 大青叶

38. 下列哪种药材的花粉粒具单萌发孔,表面

有网状雕纹
A. 辛夷
B. 丁香
C. 金银花
D. 蒲黄
E. 洋金花

39. 红花药材粉末镜检可见花粉粒表面
    A. 近于光滑
    B. 有细小凹点
    C. 有齿状凸起
    D. 有网状雕纹
    E. 有点状条形雕纹,自两极向四周呈放射状排列

40. 粉末镜检草酸钙簇晶极多,存在于较小薄壁细胞中的药材是
    A. 金银花
    B. 丁香
    C. 洋金花
    D. 红花
    E. 西红花

41. 红花组织中分布有何种分泌组织
    A. 分泌腔
    B. 管道状分泌细胞
    C. 乳汁管
    D. 树脂道
    E. 油室

42. 药材西红花的药用部分是
    A. 花
    B. 花序
    C. 花蕾
    D. 花粉
    E. 柱头

43. 下列除哪一项外均为吴茱萸粉末的显微特征

A. 非腺毛壁疣明显
B. 可见油室碎片
C. 草酸钙簇晶较多
D. 石细胞类圆形或长方形,胞腔大
E. 含晶鞘纤维

44. 长卵圆形,表面深红色或红黄色,具有6条翅状纵棱,顶端残留萼片,内有多数深红色种子。此药材是
    A. 枸杞子
    B. 栀子
    C. 砂仁
    D. 连翘
    E. 豆蔻

45. 下列除哪一项外均为五味子药材的性状特征
    A. 呈不规则的圆球形或扁球形
    B. 外皮紫红色或暗红色,皱缩显油性
    C. 果肉柔软,内含肾形种子1~2粒
    D. 种皮薄而脆,较易碎,种仁呈钩状
    E. 果肉味酸而甜,嚼之有麻辣感

46. 含有挥发油、脂肪油及强心苷类成分的药材是
    A. 补骨脂
    B. 槟榔
    C. 酸枣仁
    D. 木瓜
    E. 葶苈子

47. 呈半圆球形,翻口似盆状,外表绿褐色或棕绿色,密被凹点状油室,中央褐色,瓤囊干缩呈棕色,该药材是
    A. 木瓜
    B. 使君子
    C. 枳壳
    D. 乌梅
    E. 吴茱萸

48. 以下药材药用部位是果实的是
    A. 沙苑子
    B. 决明子
    C. 车前子
    D. 枸杞子
    E. 莱菔子

49. 呈卵圆形,蒴果,外表深棕色,有网状突起的纹理及密生短软刺,种子香气浓烈,该药材是
    A. 缩砂
    B. 阳春砂
    C. 吴茱萸
    D. 益智
    E. 豆蔻

50. 小茴香不应有的特征是
    A. 果实长圆柱形
    B. 分果背面有纵棱5条
    C. 分果有油管6个
    D. 分果背面侧棱延展成翅状
    E. 味微甜,气香特异

51. 枳壳药材的药用部位是
    A. 自行脱落的幼果
    B. 外层果皮
    C. 未成熟的果实
    D. 成熟的果实
    E. 成熟的种子

52. 呈扁椭圆形,外皮红棕色,顶端尖,中部膨大,基部钝圆而稍偏斜,边缘较薄,该药材是
    A. 苦杏仁
    B. 郁李仁
    C. 桃仁
    D. 酸枣仁
    E. 薏苡仁

53. 非补骨脂药材的特征是
    A. 呈肾形略扁
    B. 种子1枚
    C. 果皮与种子不易分离
    D. 果皮黑色或黑褐色,具细微网状皱纹
    E. 味辛甜,嚼之粘牙

54. 表面散有紫黑色斑点的药材是
    A. 女贞子
    B. 决明子
    C. 五味子
    D. 牛蒡子
    E. 吴茱萸

55. 镜检可见棕色腺毛和有壁疣非腺毛的药材是
    A. 吴茱萸
    B. 五味子
    C. 栀子
    D. 山楂
    E. 木瓜

56. 果皮表皮细胞可见微细的角质线,并有众多油细胞的药材是
    A. 槟榔
    B. 五味子
    C. 补骨脂
    D. 砂仁
    E. 苦杏仁

57. 不属于五味子药材组织横切面特征的是
    A. 外果皮散有橙黄色的圆形石细胞
    B. 中果皮内散有外韧维管束十余个
    C. 种皮最外层为径向延长的石细胞,排列呈栅栏状
    D. 种皮内层石细胞呈多角形、类圆形
    E. 胚乳细胞呈多角形,内含脂肪油和糊粉粒

58. 只有种子类药材才有的特征是
   A. 脂肪油
   B. 糊粉粒
   C. 淀粉粒
   D. 菊糖
   E. 挥发油

59. 金樱子的入药部位是
   A. 成熟果穗
   B. 近成熟果穗
   C. 成熟果实
   D. 穗状花序
   E. 干燥种子

60. 下列药材除哪项外均为果实
   A. 地肤子
   B. 五味子
   C. 芥子
   D. 川楝子
   E. 使君子

61. 中果皮横切面内有6个油管的药材是
   A. 吴茱萸
   B. 小茴香
   C. 砂仁
   D. 五味子
   E. 槟榔

62. 下列除哪项外均为紫花地丁的性状特征
   A. 主根长圆锥形
   B. 叶基生,叶片披针形或卵状披针形
   C. 叶柄细,上部具明显狭翅
   D. 花紫色或淡棕色,无距,蒴果椭圆形
   E. 气微,味微苦而稍黏

63. 除哪一项外均为新疆紫草的特征
   A. 呈不规则的长圆柱形,多扭曲
   B. 表面紫红色或紫褐色
   C. 皮部疏松,呈条形片状,易剥落
   D. 体轻,质松软
   E. 断面呈同心环层,中心木质部较大

64. 除哪项外,均为黄花蒿的性状鉴别特征
   A. 茎方形,上部多分枝
   B. 表面黄绿色或黄棕色,具纵棱线
   C. 质略硬,断面中部有髓
   D. 叶互生
   E. 香气特异,味微苦

65. 下列关于槲寄生描述不正确的是
   A. 为桑寄生科植物槲寄生的干燥带叶茎枝
   B. 表面黄绿色、金黄色或黄棕色
   C. 无臭,味微苦,嚼之粘牙
   D. 质脆,断面中间可见类圆形的髓
   E. 叶长椭圆状披针形,革质

66. 不是薄荷茎组织横切面的特征是
   A. 表皮外被角质层,有腺毛、腺鳞和非腺毛
   B. 内皮层明显
   C. 皮层在四棱脊处有厚角细胞
   D. 木质部在四棱处发达
   E. 薄壁细胞中含草酸钙针晶

67. 叶片披针形,叶脉平行,具横行小脉,形成长方形小网络脉。该药材是
   A. 车前草
   B. 青蒿
   C. 益母草
   D. 金钱草
   E. 淡竹叶

68. 青蒿药材来源于
   A. 菊科植物青蒿
   B. 菊科植物黄花蒿
   C. 菊科植物滨蒿
   D. 菊科植物牡蒿
   E. 菊科植物柳蒿

69. 除哪项外,均为麻黄的性状特征
    A. 茎细长圆柱形,节明显
    B. 表面淡黄绿色,有细纵脊
    C. 节上有膜质鳞叶,基部联合成筒状
    D. 体轻,折断面绿黄色,髓中空
    E. 气微香,味涩,微苦

70. 下列哪种药材的叶对生,但茎不是方形
    A. 广藿香
    B. 金钱草
    C. 穿心莲
    D. 益母草
    E. 薄荷

71. 下列哪项不是灵芝(赤芝)的性状特征
    A. 菌盖半圆形、肾形,具环状棱纹和放射状皱纹
    B. 菌盖与菌柄表面紫黑色,有光泽,菌肉锈褐色
    C. 皮壳边缘薄,常向内卷曲
    D. 气微香,味微苦涩
    E. 菌柄扁圆柱形,红褐色至紫褐色,有漆样光泽

72. 不是茯苓性状特征的是
    A. 呈类球形、椭圆形或不规则块状
    B. 外皮棕褐色至黑褐色,粗糙,有明显皱纹
    C. 体轻,能浮于水面
    D. 无臭,味淡,嚼之粘牙
    E. 断面内部白色,少数淡红色

73. 下列哪项是地衣类药材
    A. 银耳
    B. 灵芝
    C. 松萝
    D. 冬虫夏草
    E. 马勃

74. 镜检可见不规则的菌丝团;菌丝细长,有分枝,无色或带棕色,可见八面形结晶体的药材是
    A. 马勃
    B. 灵芝
    C. 松萝
    D. 茯苓
    E. 猪苓

75. 鉴别乳香药材时不应出现的现象是
    A. 表面常附有白色的粉尘
    B. 与水共研形成黄棕色乳状液
    C. 燃烧时有香气
    D. 燃烧时冒黑烟
    E. 断面蜡样,少数呈玻璃样光泽

76. 血竭的鉴别特征不包括下列哪项
    A. 粉末置白纸上,用火隔纸烘烤,颗粒融化
    B. 粉末置白纸上,用火隔纸烘烤,无扩散的油迹
    C. 粉末置白纸上,用火隔纸烘烤后,对光照视呈鲜艳的血红色
    D. 以火烧之则发生呛鼻烟气,有苯甲酸样香气
    E. 在热水中溶解,水变红色

77. 下列关于没药的描述,不正确的是
    A. 橄榄科植物没药树及同属其他植物树干皮部渗出的树脂
    B. 主产于非洲东北部、阿拉伯半岛
    C. 不规则的颗粒状或黏结成团块状,气香而特异
    D. 表面黑褐色或黄褐色,与水共研,可形成黄棕色乳状液
    E. 质坚碎,破碎面呈颗粒状

78. 下列除哪项外均为老芦荟的特点
    A. 不规则的块状,表面暗红褐色
    B. 富吸湿性
    C. 体重而脆

D. 有特殊的臭气,味极苦
E. 原植物为库拉索芦荟

79. 下列除哪项外均为药材儿茶的特点
   A. 来源于豆科植物儿茶
   B. 产于云南西双版纳
   C. 呈方块形或不规则块状,表面黑褐色或棕黑色,稍具光泽,无臭,味涩苦,略回甜
   D. 断面有细孔,遇潮有黏性
   E. 含儿茶荧光素

80. 除下列哪项外,都是药材乌梢蛇的特点
   A. 来源于游蛇科
   B. 表面黑褐色或绿黑色,背鳞行数成双,有两条纵贯全体的黑线
   C. 头三角形,脊部高耸成屋脊状
   D. 尾部渐细而长,尾下鳞双行
   E. 显微镜下观察,背鳞的鳞片黄棕色,具纵直条纹

81. 麝香仁燃烧时的现象是
   A. 初则迸裂,随即融化膨胀起泡,香气浓烈,残渣白色
   B. 初则迸裂,随即融化膨胀冒黑烟,香气浓烈,残渣黑色
   C. 随即冒黑烟,出油点,香气浓烈,残渣黄色
   D. 随即冒黑烟,出油点,起火焰,有毛肉焦臭味
   E. 随即融化膨胀起泡,油点似珠,火星四溅

82. 药材土鳖虫的来源为
   A. 蜚蠊科昆虫地鳖或冀地鳖的雌虫干燥体
   B. 芫青科昆虫地鳖或冀地鳖的雌虫干燥体
   C. 芫青科昆虫地鳖或冀地鳖的雄虫干燥体
   D. 鳖科昆虫地鳖或冀地鳖的雌虫干燥体
   E. 蜚蠊科昆虫地鳖或冀地鳖的雄虫干燥体

83. 斑蝥药材来源于

   A. 斑蝥科动物斑蝥及小斑蝥的干燥虫体
   B. 芫青科动物斑蝥及小斑蝥的干燥虫体
   C. 斑蝥科动物斑蝥及小斑蝥的雌虫干燥体
   D. 芫青科动物南方大斑蝥及黄黑小斑蝥的干燥体
   E. 斑蝥科动物南方大斑蝥及黄黑小斑蝥的干燥体

84. 麝香仁用水合氯醛装片,镜检可见
   A. 散有针晶、纤维,并可见圆形油室
   B. 散有方形、柱形或不规则的晶体,并可见圆形油滴
   C. 散有簇晶,并可见圆形油滴及石细胞
   D. 散有方形、柱形或不规则的晶体,有油管
   E. 散在小形簇晶或不规则的晶体,有乳管、石细胞

85. 不属于牛黄中胆黄的特征是
   A. 长在胆囊中的结石,呈卵形、类球形
   B. 表面黄红色,有的有"乌金衣"
   C. 体轻,质地酥脆,断面金黄色,有整齐的同心层纹
   D. 气清香,味苦而后甜,有清凉感
   E. 质硬,敲碎后可见同心层纹

86. 羚羊角的原动物是
   A. 鹅喉羚羊
   B. 长尾黄羊
   C. 黄羊
   D. 赛加羚羊
   E. 藏羚羊

87. 不属于蜈蚣药材的鉴别特征是
   A. 扁平长条状,头部黯红色
   B. 躯干部除第一背板外,均为棕绿色或墨绿色
   C. 从第一节开始,每节两侧有步足1对
   D. 步足黄色或红褐色,弯成钩形
   E. 气微,有特殊刺鼻的臭气,味辛、微咸

88. 不属于羚羊角药材的特征是
    A. 长圆锥形,类白色或黄白色
    B. 嫩枝有血丝,光润如玉,老枝有细纵裂纹
    C. 从尖部开始,有隆起的环脊,具"合把"特点
    D. 角内下半段有骨塞;上半段有细孔道,称"通天眼"
    E. 气无,味淡

89. "当门子"是指
    A. 位于囊口的麝香颗粒
    B. 麝香仁中不规则圆形或颗粒状者
    C. 毛壳麝香内的核心团块
    D. 粉末状的麝香仁
    E. 麝香的囊口

90. 蛤蚧药材眼和吻鳞的特征是
    A. 两眼凹陷,有眼睑,吻鳞切鼻孔
    B. 两眼凹陷,无眼睑,吻鳞切鼻孔
    C. 两眼凸出,有眼睑,吻鳞切鼻孔
    D. 两眼凹陷,无眼睑,吻鳞不切鼻孔
    E. 两眼凸出,无眼睑,吻鳞不切鼻孔

91. 蛤蚧有四足,四足均有五趾,五趾的特征是
    A. 五趾均具爪,趾底面具吸盘
    B. 五趾均具爪,趾底面无吸盘
    C. 五趾均具爪,趾间有皮膜相连
    D. 五趾中有四趾具爪,趾底面无吸盘
    E. 五趾中有四趾具爪,趾底面具吸盘

92. "方胜纹"的含义是
    A. 蕲蛇背部两侧各有黑褐色与浅棕色组成的"∨"形斑纹17~25个,其"∨"形的两上端在背中线上相接所形成的斑纹
    B. 蕲蛇背部两侧各有红褐色与黄色组成的"∨"形斑纹17~25个,其"∨"形的两上端在背中线上相接所形成的斑纹
    C. 蕲蛇背部两侧各有灰褐色与黄白色组成的"∨"形斑纹17~25个,其"∨"形的两上端在背中线上相接所形成的斑纹
    D. 乌梢蛇背部的红棕色菱方形斑纹
    E. 乌梢蛇背部的棕褐色菱方形斑纹

93. 背部高耸成屋脊状的蛇类药材是
    A. 蕲蛇
    B. 乌梢蛇
    C. 金钱白花蛇
    D. 赤链蛇
    E. 金环蛇

94. "乌金衣"这一术语的含义是
    A. 牛黄表面有一层颜色乌黑的胆汁,习称"乌金衣"
    B. 麝香中的"当门子"表面颜色乌黑,习称"乌金衣"
    C. 麝香中的"当门子"表面有一层乌黑的薄膜,习称"乌金衣"
    D. 牛黄表面有一层黑色光亮的薄膜,习称"乌金衣"
    E. 熊胆表面有一层黑色光亮的薄膜,习称"乌金衣"

95. 狗脊药材来源于
    A. 鳞毛蕨科
    B. 蚌壳蕨科
    C. 蓼科
    D. 毛茛科
    E. 小檗科

96. "通天眼"这一术语的含义是
    A. 羚羊角角尖有个开孔
    B. 羚羊角顶端有细孔道,开孔于角尖
    C. 羚羊角无骨塞部分的中心有一条隐约可辨的细孔道,直通角尖
    D. 羚羊角内有细孔道,从基部直通角尖
    E. 鹿茸角尖有一细孔道,开孔于角尖

97. 牛黄中蛋黄的特征不包括下列哪一项

A. 是指长在胆囊中的结石,呈卵形、类球形
B. 表面黄红色,有的有"乌金衣"
C. 体轻,质地酥脆,断面金黄色,有整齐的同心层纹
D. 气清香,味苦而后甜,有清凉感
E. 质硬,敲碎后可见同心层纹

98. 花鹿茸二杠的皮色与锯口面的特点是
    A. 外皮灰黑色,锯口面有致密的小孔,外围无骨质
    B. 外皮红黄色,锯口外围多已骨化
    C. 外皮灰黑色,锯口中间孔变大
    D. 外皮红棕色,锯口面有致密的小孔,外围无骨质
    E. 外皮黑棕色,锯口外围多已骨化

99. 珍珠的鉴别特征不包括下列哪一项
    A. 表面类白色,浅粉红色或浅蓝色
    B. 半透明,具特有的彩色光泽
    C. 质地坚硬,断面可见辐射状纹理,粉性
    D. 无臭,味淡
    E. 磨片可见"珍珠结构环"及"珍珠虹光环"

100. 石膏药材纵断面的特征是
     A. 纵断面有金属光泽,较光滑,无纹理
     B. 纵断面具绢丝样光泽及纵向纤维状纹理
     C. 纵断面具绢丝样光泽及横向波状纹理
     D. 纵断面有金属光泽,较光滑,有横向平行纹理
     E. 纵断面无光泽,凸凹不平

101. 药材粉末用盐酸湿润后,在铜片上摩擦,铜片表面显银白色光泽的是
     A. 滑石
     B. 炉甘石
     C. 芒硝
     D. 石膏
     E. 朱砂

102. 自然铜药材是
     A. 矿物学上的自然铜
     B. 含铜的矿物
     C. 主含二硫化铁的黄铁矿
     D. 三氧化二铁
     E. 四氧化三铁

103. 朱砂药材的颜色和质地是
     A. 黄红色或黄色,有光泽,质重而坚
     B. 黄红色或黄色,无光泽,质重而脆
     C. 鲜红色或黯红色,有光泽,质重而脆
     D. 红色或橙红色,质松易碎
     E. 黄绿色或黄色,质松易碎

104. 赭石药材的颜色和表面特征是
     A. 全体棕红色或铁青色,表面有乳头状"钉头"散在
     B. 全体黄棕色,表面有墨绿色条纹及乳头状"钉头"
     C. 全体黄棕色,表面有乳头状"钉头",无凹窝
     D. 全体鲜红色,表面有乳头状"钉头"与凹窝相间排列
     E. 全体棕红色或铁青色,一面有乳头状"钉头",另一面有相对的凹窝

105. 雄黄燃烧时的现象是
     A. 燃之熔成黄绿色液体,并生黄白色烟,有强烈蒜臭气
     B. 燃之熔成黄棕色液体,并冒黑烟,有强烈蒜臭气
     C. 燃之熔成红紫色液体,并生黄白色烟,有强烈蒜臭气
     D. 燃之冒黑烟,有油珠出现,并有强烈蒜臭气
     E. 燃之冒黑烟,并有刺激性气味

106. 药材广地龙的来源是
    A. 通俗环毛蚓
    B. 威廉环毛蚓
    C. 参环毛蚓
    D. 栉盲环毛蚓
    E. 蚯蚓

107. 蛤蚧药材背部的特点是
    A. 灰黑色或银灰色,有黄白色或红色条纹
    B. 灰黑色或银灰色,密布突起的红色斑点
    C. 灰黑色或银灰色,有黄白色、灰绿色斑点
    D. 灰棕色或黄棕色,有黄白色或红色斑点
    E. 灰棕色或黄棕色,密布突起的红色斑点

108. 毛壳麝香的表面特点是
    A. 呈囊状球形、椭圆形或扁圆形,密被灰白色或灰棕色短毛
    B. 呈囊状球形、椭圆形或扁圆形,密被灰白色或灰棕色短毛,中央有一小囊孔
    C. 呈囊状球形、椭圆形或扁圆形,密被灰白色或灰棕色短毛,中央有一小囊孔,另一面为棕褐色皮膜
    D. 呈囊状球形、椭圆形或扁圆形,一面为棕褐色皮膜,中央有一小囊孔,另一面被灰白色短毛
    E. 呈囊状球形,密被灰白色长毛,无开孔

109. 麝香中代表性的大环酮类化合物是
    A. 麝香酮
    B. 降麝香酮
    C. 雄性酮
    D. 氨基酸
    E. 肽类

110. 羚羊角的鉴别特征不包括下列哪一项
    A. 长圆锥形,类白色或黄白色
    B. 嫩枝有血丝,光润如玉;老枝有细纵裂纹
    C. 从尖部开始,有隆起的环脊,具"合把"特点
    D. 气无,味淡
    E. 角内下半段有骨塞,上半段有细孔道,称"通天眼"

111. 下列关于水蛭药材的说法,不正确的是
    A. 来源为水蛭科动物的干燥体
    B. 原动物为蚂蟥的,药材呈扁平的纺锤形,全体由许多环节构成
    C. 原动物为水蛭的,药材呈扁长的圆柱形,断面无光泽
    D. 前吸盘较大,后吸盘不显著
    E. 气微腥

112. 益母草药材的主成分是
    A. 生物碱
    B. 黄酮苷类
    C. 皂苷
    D. 内酯类
    E. 挥发油

113. 广金钱草原植物来源于
    A. 豆科
    B. 报春花科
    C. 唇形科
    D. 伞形科
    E. 旋花科

114. 洋金花药材主要含有
    A. 黄酮类化合物
    B. 生物碱类化合物
    C. 木脂素类化合物
    D. 挥发油
    E. 胡萝卜素

115. 罗布麻叶的原植物来源于
    A. 夹竹桃科
    B. 十字花科

C. 五加科
D. 毛茛科
E. 唇形科

116. 下列药材中,来源于萝摩科,药用干燥根皮的是
    A. 杜仲
    B. 香加皮
    C. 秦皮
    D. 厚朴
    E. 肉桂

二、B 型题（标准配伍题）

答题说明:

以下提供若干组考题,每组考题共用在考题前列出的 A、B、C、D、E 五个备选答案。请从中选择一个与问题关系最密切的答案。某个备选答案可能被选择一次、多次或不被选择。

（117~118 题共用备选答案）
   A. 泽泻
   B. 紫菀
   C. 三棱
   D. 香附
   E. 苍术

117. 根茎簇生多数细根,编成辫状,气微香,味甜、微苦的药材是
118. 来源于莎草科,呈纺锤形,气芳香,味微苦的药材是

（119~120 题共用备选答案）
   A. 木栓层为数列扁平细胞,其内侧常夹有断续的石细胞环,薄壁细胞中有菊糖和针晶
   B. 根的中心为四原型初生木质部,薄壁细胞中有大型油室散在
   C. 木栓层为数列细胞,其外侧有石细胞,韧皮部有乳管群
   D. 木栓层多列,皮层狭窄,其中散有根迹维管束,形成层波状,髓大
   E. 中柱甚小,辐射性维管束,韧皮部束 16~22 个,位于木质部弧角处,髓小

119. 川芎横切面特征是
120. 麦冬横切面特征是

（121~122 题共用备选答案）
   A. 地榆
   B. 白芷
   C. 银柴胡
   D. 柴胡
   E. 藁本

121. 呈长圆柱形,有的断面皮部有黄白色至黄棕色的絮状纤维的根类药材是
122. 根头部有多数疣状突起的茎残基,习称"珍珠盘"的药材是

（123~124 题共用备选答案）
   A. 大型草酸钙簇晶
   B. 草酸钙砂晶
   C. 草酸钙杆状结晶
   D. 细小草酸钙针晶
   E. 草酸钙方晶

123. 龙胆药材组织薄壁细胞中含有
124. 牛膝药材组织薄壁细胞中含有

（125~126 题共用备选答案）
   A. 乳汁管
   B. 油室
   C. 油管
   D. 油细胞
   E. 树脂道

125. 三七药材粉末镜检可见
126. 当归药材粉末镜检可见

（127~128 题共用备选答案）
   A. 多分枝,聚成簇,形如鸡爪
   B. 多单枝,较细小,弯曲

C. 多单枝,较粗壮,"过桥"短
D. 长圆柱形,外皮易脱落,断面角质样
E. 多单枝,较细小,断面有云锦花纹

127. 云连药材的性状特征是
128. 味连药材性状特征是

(129~130题共用备选答案)

A. 药材上部有显著的横皱纹,木质部有5~8个筋脉点环列
B. 药材表面无横皱纹,外皮膜质易脱落,木部实心柱状
C. 药材表面有纵向或扭曲的纵皱纹,切断面略显油性
D. 药材下部多由数个小根互相交错结聚呈麻花状
E. 药材残留茎基有纤维状叶鞘

129. 坚龙胆药材的性状特征是
130. 关龙胆药材的性状特征是

(131~132题共用备选答案)

A. 类圆柱形或羊角状,表面灰黄色或棕褐色,气特异似焦糖
B. 不规则的团块或长圆形,表面棕黑色或棕灰色
C. 圆柱形,略弯曲,表面灰棕色至暗棕色,有较密的环状节,味极苦
D. 扁圆柱形,表面灰黄色,外皮横向断裂而露出木部,形似连珠
E. 根茎粗短,下生根数条,表面棕红色或暗棕红色

131. 巴戟天药材呈
132. 胡黄连药材呈

(133~134题共用备选答案)

A. 蒸或沸水中烫至无白心,晒干
B. 直接晒干
C. 去皮,蒸或煮至透心,晒干
D. 立即清洗,除去粗皮,蒸透心,低温干燥

E. 去外皮及须根,熏硫后晒干

133. 山药药材的加工方法是
134. 天麻药材的加工方法是

(135~136题共用备选答案)

A. 卵圆形、长卵形或长纺锤形,断面金黄色
B. 不规则的结节状,断面黄色,颗粒性
C. 长条形,表面黄棕色,环节密生黄棕色叶残基
D. 纺锤形,表面棕褐色,环节上有棕色毛须
E. 类球形或椭圆形,断面黄白色,粉性,有细孔

135. 射干药材的性状特征是
136. 泽泻药材的性状特征是

(137~138题共用备选答案)

A. 人参
B. 附子
C. 牛膝
D. 当归
E. 生地黄

137. 产于四川的道地药材是
138. 产于甘肃的道地药材是

(139~140题共用备选答案)

A. 太子参
B. 黄芪
C. 何首乌
D. 大黄
E. 黄连

139. 组织有异型构造的根茎类药材是
140. 组织有异型构造的块根类药材是

(141~142题共用备选答案)

A. 威灵仙
B. 牛膝
C. 大黄

D. 甘草
E. 黄连
141. 药材粉末镜检可见草酸钙簇晶的是
142. 药材粉末镜检可见草酸钙方晶的是

(143~144题共用备选答案)
A. 兰科
B. 姜科
C. 五加科
D. 毛茛科
E. 天南星科
143. 半夏药材原植物来源于
144. 天麻药材原植物来源于

(145~146题共用备选答案)
A. 伞形科
B. 蔷薇科
C. 桔梗科
D. 石竹科
E. 玄参科
145. 地榆药材来源于
146. 胡黄连药材来源于

(147~148题共用备选答案)
A. 烘干法
B. 甲苯法
C. 减压干燥法
D. 气相色谱法
E. 高效液相色谱法
147. 含有挥发性成分的贵重中药,测定水分的方法是
148. 不含或少含挥发性成分的中药,测定水分的方法是

(149~150题共用备选答案)
A. 沉香
B. 川木通
C. 大血藤
D. 小通草
E. 苏木
149. 来源于豆科植物的药材是
150. 来源于毛茛科植物的药材是

(151~152题共用备选答案)
A. 鸡血藤
B. 沉香
C. 大血藤
D. 钩藤
E. 降香
151. 挥发油中含白木香酸及白木香醛,来源于瑞香科植物的药材是
152. 含鞣质及多种黄酮类成分,来源于豆科植物的药材是

(153~154题共用备选答案)
A. 薄壁细胞中含草酸钙棱晶
B. 纤维束周围细胞含草酸钙方晶,形成晶纤维
C. 薄壁细胞中含草酸钙柱晶
D. 薄壁细胞中含针晶束
E. 薄壁细胞中含草酸钙沙晶或簇晶
153. 沉香药材的显微特征是
154. 钩藤药材的显微特征是

(155~156题共用备选答案)
A. 迎光检视有闪烁的小亮点
B. 内表面淡灰黄色有细纵纹,常见发亮的结晶
C. 内表面紫棕色或深紫褐色,划之显油痕;质地坚硬,断面富油性,有时可见细小发亮的结晶
D. 断面中间有一黄棕色线纹,内侧红棕色油润
E. 断面有多条黄棕色线纹
155. 厚朴药材的鉴别特征是
156. 肉桂药材的鉴别特征是

(157~158题共用备选答案)
A. 板片状
B. 单卷状
C. 筒状
D. 双卷筒状
E. 反曲状

157. 牡丹皮药材形状一般是
158. 关黄柏药材形状一般是

(159~160题共用备选答案)
A. 桑白皮
B. 黄柏
C. 白鲜皮
D. 秦皮
E. 地骨皮

159. 气微,味甚苦,嚼之有黏性,可使唾液染成黄色的药材是
160. 气微,味微甜而后苦的药材是

(161~162题共用备选答案)
A. 蒽醌类
B. 挥发油
C. 生物碱
D. 靛蓝及靛玉红
E. 皂苷

161. 番泻叶所含的化学成分是
162. 蓼大青叶所含的化学成分是

(163~164题共用备选答案)
A. 夹竹桃科
B. 豆科
C. 蔷薇科
D. 水龙骨科
E. 十字花科

163. 番泻叶来源于
164. 枇杷叶来源于

(165~166题共用备选答案)
A. 蔷薇科
B. 五加科
C. 菊科
D. 水龙骨科
E. 十字花科

165. 石韦药材来源于
166. 艾叶药材来源于

(167~168题共用备选答案)
A. 草酸钙簇晶及晶鞘纤维
B. 草酸钙簇晶及蓝色色素
C. 芥子酶分泌细胞
D. 针晶束及砂晶
E. 油细胞及方晶

167. 蓼大青叶粉末镜检可见
168. 番泻叶粉末镜检可见

(169~170题共用备选答案)
A. 非腺毛有单细胞及多细胞两种,油细胞众多
B. 粉末中有油室、草酸钙簇晶、纤维,还可见通气组织
C. 腺毛头部1~5个细胞,柄常见有1~5个细胞
D. 有两种腺毛,头部倒圆锥形及头部类圆形,均为多细胞,腺柄亦为多细胞
E. 有管道状分泌细胞及分泌腔

169. 金银花药材粉末的显微特征是
170. 丁香药材粉末的显微特征是

(171~172题共用备选答案)
A. 蝶形或扁球形,常数个相连,舌状花彼此黏结,通常无腺点
B. 倒圆锥形或圆筒形,多离散舌状花折缩,散生金黄色腺点
C. 呈不规则球形或扁球形,舌状花不规则扭曲、内卷,有时可见淡褐色腺点
D. 呈扁球形或不规则球形,舌状花上部反折,通常无腺点,管状花外露
E. 头状花序外面被鳞状苞片,外表面呈

紫红色或淡红色,内表面有白色绵毛状物
171. 杭菊的性状鉴别特征是
172. 滁菊的性状鉴别特征是

(173~174题共用备选答案)
A. 木瓜
B. 连翘
C. 山茱萸
D. 槟榔
E. 枳壳

173. 将变红的果实采收后,用文火烘或置沸水中略烫后,及时除去果核,干燥的药材是
174. 横切为两半,晒干或低温干燥的药材是

(175~176题共用备选答案)
A. 桃仁
B. 枳壳
C. 巴豆霜
D. 补骨脂
E. 酸枣仁

175. 来源于大戟科植物的药材是
176. 来源于鼠李科植物的药材是

(177~178题共用备选答案)
A. 枸杞子
B. 砂仁
C. 豆蔻
D. 五味子
E. 枳壳

177. 主产于广东的药材是
178. 主产于宁夏的药材是

(179~180题共用备选答案)
A. 桃仁
B. 枳壳
C. 巴豆霜
D. 补骨脂
E. 酸枣仁

179. 来源于豆科植物的药材是
180. 来源于芸香科植物的药材是

(181~182题共用备选答案)
A. 可见果皮表皮细胞中散有油细胞
B. 可见非腺毛壁疣明显且簇晶较多
C. 可见种皮内层栅状石细胞内含硅质块
D. 可见外果皮为数十列石细胞
E. 药有镶嵌细胞且糊粉粒中含细小簇晶

181. 五味子的显微特征是
182. 吴茱萸的显微特征是

(183~184题共用备选答案)
A. 假种皮为长形薄壁细胞,内种皮为石细胞,石细胞腔内含草酸钙针晶束
B. 假种皮为长形薄壁细胞,内种皮为石细胞,内含硅质块
C. 壁内腺腺体腔内有众多油滴
D. 种子单细胞,毛茸强烈木化
E. 具有错入组织,内胚乳为白色多角形厚壁细胞,壁孔大,略作念珠状

183. 砂仁药材的显微鉴别特征是
184. 槟榔药材的显微鉴别特征是

(185~186题共用备选答案)
A. 外果皮散有油细胞,种皮外层为一列径向延长的石细胞
B. 外果皮散有油细胞,中果皮含大量油室及簇晶
C. 外果皮散有油细胞,栅状石细胞内含硅质块
D. 外果皮为石细胞层,中果皮含大量油室及簇晶
E. 镶嵌状细胞为内果皮细胞;胚乳细胞多角形,含糊粉粒,每个糊粉粒中含细小簇晶

185. 小茴香药材的显微鉴别特征是
186. 五味子药材的显微鉴别特征是

(187~188题共用备选答案)
A. 麻黄
B. 薄荷
C. 穿心莲
D. 淫羊藿
E. 广藿香

187. 表皮细胞中含钟乳体的药材是
188. 有嵌晶纤维的药材是

(189~190题共用备选答案)
A. 子座中央充满菌丝,每个子囊内有2~8个线形子囊孢子;子座具不育顶端
B. 菌丝细长有分支,无色或棕色,不含草酸钙晶体及淀粉粒
C. 菌丝大多无色,含草酸钙结晶极多
D. 菌丝大多无色,含草酸钙结晶及淀粉粒极多,还有少量纤维
E. 子座中央充满菌丝,每个子囊内有2~8个线形子囊孢子;子座具能育顶端

189. 冬虫夏草的显微特征是
190. 茯苓的显微鉴别特征是

(191~192题共用备选答案)
A. 呈不规则块状或脂膏状,块状者质地似蜡,脂膏者黏稠。有蒜样特异臭气,味辛辣
B. 呈不规则小块,常结成团,表面橙黄色,有蜡样光泽。气芳香,味微辛,嚼之有沙粒感
C. 呈不规则颗粒状或结成团块,表面红棕色或黄棕色,气香而特异,味苦而微辛
D. 呈半流动的浓稠液体,棕黄色。极黏稠,挑起时呈胶状,连绵不断。气芳香,味苦辣,嚼之粘牙
E. 呈不规则颗粒状或结成团块,表面红棕色或黄棕色,气香而特异,味甜而微辛

191. 阿魏药材的性状特征是
192. 安息香药材的性状特征是

(193~194题共用备选答案)
A. 海金沙
B. 儿茶
C. 芦荟
D. 冰片
E. 青黛

193. 浸火柴杆于本品水浸液中,使着色,干后再浸入盐酸中立即取出,于火焰附近烤,杆上发生深红色反应的药材是
194. 有特殊的臭气,味极苦的药材是

(195~196题共用备选答案)
A. "彩光"
B. "吻鳞不切鼻孔"
C. "方胜纹"
D. "挂甲"
E. "冒槽"

195. 珍珠的鉴别特征是
196. 蛤蚧的鉴别特征是

(197~198题共用备选答案)
A. 滑石
B. 信石
C. 雄黄
D. 石膏
E. 磁石

197. 表面灰黑色,有土腥气,无味的药材是
198. 表面具黄色和红色的彩晕的药材是

参考答案

1. E	2. D	3. B	4. C	5. C	6. C	7. D	8. C	9. D	10. B
11. B	12. E	13. D	14. A	15. E	16. B	17. D	18. C	19. A	20. E
21. A	22. D	23. E	24. A	25. C	26. D	27. E	28. A	29. C	30. B
31. B	32. E	33. B	34. A	35. B	36. D	37. C	38. D	39. C	40. B
41. B	42. E	43. E	44. B	45. E	46. E	47. C	48. D	49. B	50. D
51. C	52. C	53. E	54. D	55. A	56. B	57. A	58. B	59. C	60. C
61. B	62. D	63. E	64. A	65. D	66. E	67. E	68. B	69. D	70. B
71. B	72. C	73. C	74. E	75. B	76. E	77. D	78. C	79. E	80. C
81. A	82. A	83. D	84. B	85. E	86. D	87. C	88. C	89. B	90. D
91. E	92. A	93. B	94. D	95. B	96. C	97. E	98. D	99. C	100. B
101. E	102. C	103. C	104. E	105. C	106. C	107. C	108. C	109. A	110. C
111. D	112. A	113. A	114. B	115. A	116. B	117. B	118. D	119. D	120. E
121. A	122. C	123. D	124. B	125. E	126. B	127. B	128. A	129. B	130. A
131. D	132. C	133. E	134. D	135. B	136. E	137. B	138. D	139. D	140. C
141. C	142. D	143. E	144. A	145. B	146. E	147. C	148. A	149. E	150. B
151. B	152. A	153. C	154. E	155. C	156. D	157. C	158. A	159. B	160. E
161. A	162. D	163. B	164. C	165. D	166. C	167. B	168. A	169. D	170. B
171. A	172. C	173. C	174. E	175. C	176. E	177. B	178. A	179. D	180. B
181. A	182. B	183. B	184. E	185. E	186. A	187. C	188. A	189. A	190. B
191. A	192. B	193. B	194. C	195. A	196. B	197. E	198. B		

中药药剂学

一、A 型题（单句型最佳选择题）

答题说明：

以下每一道考题下面有 A、B、C、D、E 五个备选答案。请从中选择一个最佳答案。

1. 下列不属于黏膜给药的是
   A. 吸入气雾剂
   B. 栓剂
   C. 透皮贴膏
   D. 舌下片
   E. 滴鼻剂

2. 以下关于药物剂型的阐述中不正确的是
   A. 水丸、蜜丸、煎膏剂、酒剂属于中药传统剂型
   B. 片剂、胶囊剂、注射剂、颗粒剂属于现代剂型
   C. 半固体剂型包括软膏剂、糊剂、煎膏剂
   D. 舌下片、滴鼻剂、滴眼剂属于黏膜给药剂型
   E. 合剂、气雾剂、洗剂属于灭菌制剂

3. 现行的《中华人民共和国药典》是
   A. 2005 年版
   B. 2010 年版
   C. 2011 年版
   D. 2012 年版
   E. 2013 年版

4. 中药剂型选择的原则不包括
   A. 根据药物的性质选择
   B. 根据防治疾病的需要选择
   C. 结合生产条件选择
   D. 根据研究者的意愿选择
   E. 根据应用及储运

5. 灭菌能力强，公认最可靠的灭菌方法是
   A. 干热灭菌法
   B. 热压灭菌法
   C. 低温间歇灭菌法
   D. 流通蒸气灭菌法
   E. 煮沸灭菌法

6. 含动物组织及动物类原药材的口服给药制剂，每 10g 或 10mL 不得检出
   A. 梭菌
   B. 铜绿假单胞菌
   C. 金黄色葡萄球菌
   D. 沙门菌
   E. 白色念珠菌

7. 仅适用于空气和物品表面灭菌的方法是
   A. 辐射灭菌法
   B. 紫外线灭菌
   C. 75% 乙醇灭菌
   D. 苯酚溶液灭菌
   E. 干热空气灭菌

8. 关于无菌操作法的叙述不正确的是

A. 大量无菌制剂的生产应在层流洁净室中进行
B. 小量无菌制剂的制备应在层流洁净台中进行
C. 用蒸气熏蒸法和紫外线灭菌法对空气环境进行灭菌
D. 室内用具、墙体、台面等暴露面用消毒剂喷、擦消毒
E. 配制器具应采用辐射灭菌法消毒

9. 苯甲酸和苯甲酸钠最适防腐条件为
   A. pH4 以下
   B. pH6 以下
   C. pH7 以下
   D. pH8 以下
   E. pH10 以下

10. 下列可以对原料药材进行细胞粉碎的粉碎方法为
    A. 低温粉碎
    B. 加液研磨粉碎
    C. 串料粉碎
    D. 超细粉碎
    E. 混合粉碎

11. 适合乳香、没药的粉碎方法是
    A. 打底套色
    B. 加液研磨
    C. 串料
    D. 串油
    E. 蒸罐

12. 樟脑、冰片宜采取的粉碎方法为
    A. 混合粉碎
    B. 水飞法
    C. 超微粉碎
    D. 加液研磨粉碎
    E. 低温粉碎

13. 能全部通过五号筛,并含有能通过六号筛不少于95%的粉末是
    A. 粗粉
    B. 细粉
    C. 中粉
    D. 最细粉
    E. 极细粉

14. 一般不采用单独粉碎的是
    A. 贵重细料药
    B. 树脂树胶类
    C. 毒性药
    D. 氧化性或还原性强的药
    E. 含大量油脂性药料

15. 眼用药物散剂的药物粒度应通过
    A. 五号筛
    B. 六号筛
    C. 七号筛
    D. 八号筛
    E. 九号筛

16. 含有毒性药物的散剂为使分剂量准确,常采用的方法是
    A. 目测法
    B. 圆锥法
    C. 容量法
    D. 分布法
    E. 重量法

17. 关于散剂叙述不正确的是
    A. 散剂应为干燥、疏松的粉末
    B. 液体药物不能制成散剂
    C. 眼用散应为极细粉,并要求无菌
    D. 单味化学毒剧药应制成倍散
    E. 儿科及外用散应为最细粉

18. 药材浸提过程中渗透和扩散的推动力为
    A. 被动扩散

B. 浓度差

C. 主动转运

D. 胞饮

E. 温度差

19. 主要用于蛋白质分离纯化的方法是

   A. 盐析法

   B. 醇提水沉法

   C. 回流法

   D. 渗漉法

   E. 水提醇沉法

20. 喷雾干燥与沸腾干燥的区别在于

   A. 干燥速度快

   B. 产品质量好

   C. 适合大规模生产

   D. 物料在一定速度的热气流中进行热交换

   E. 适用于一定浓度的液态物料干燥

21. 关于超临界流体提取法论述错误的是

   A. 超临界流体黏度低,扩散性高

   B. 超临界流体密度高,溶解性强

   C. 常使用的是超临界 CO_2 流体

   D. 适用于水溶性成分的提取

   E. 适用于热敏性成分的提取

22. 一般需要将提取液进行重蒸馏或加盐重蒸馏的提取方法是

   A. 超临界流体提取法

   B. 回流法

   C. 渗漉法

   D. 水蒸气蒸馏法

   E. 浸渍法

23. 对影响浸提因素论述不正确的是

   A. 药材粒度小,有利于溶剂的渗透与成分的扩散

   B. 渗漉法宜使用药材的细粉为原料,以提高浸提效率

   C. 为提高浸提效率不能盲目升高温度,以防止热敏性成分的分解

   D. 当扩散达到动态平衡,延长时间并不能改善提取效果

   E. 浸提过程中,保持较高的浓度梯度可提高浸提效率

24. 有升华干燥之称的是

   A. 微波干燥

   B. 沸腾干燥

   C. 喷雾干燥

   D. 红外干燥

   E. 冷冻干燥

25. 提取药材中的香豆素、内酯等成分,采用的乙醇浓度一般为

   A. 90%

   B. 70%~90%

   C. 50%~70%

   D. 40%~50%

   E. 20%~30%

26. 除另有规定外,含毒性药的酊剂每 100mL 相当于原饮片的量是

   A. 10g

   B. 20g

   C. 30g

   D. 40g

   E. 50g

27. 需要做水分含量检查的剂型是

   A. 合剂

   B. 糖浆剂

   C. 煎膏剂

   D. 茶剂

   E. 酒剂

28. 需要加入防腐剂的是

   A. 糖浆剂

B. 煎膏剂
C. 茶剂
D. 酊剂
E. 酒剂

29. 剂型属于液体状态的是
    A. 煎膏剂
    B. 茶剂
    C. 稠膏剂
    D. 干膏剂
    E. 流浸膏剂

30. 流浸膏的浓度为
    A. 每1mL相当于原药材1g
    B. 每1g相当于原药材1g
    C. 每1mL相当于原药材2~5g
    D. 每1g相当于原药材2~5g
    E. 每5g相当于原药材2~5g

31. 中药糖浆剂的含蔗糖量不低于(g/mL)
    A. 25
    B. 35
    C. 45
    D. 55
    E. 60

32. 煎膏剂制备时加入炼蜜或炼糖的量一般不超过清膏量的
    A. 1倍
    B. 2倍
    C. 3倍
    D. 4倍
    E. 5倍

33. 亲水亲油平衡值的简称为
    A. BA
    B. PVA
    C. AUC
    D. HLB
    E. CMC

34. 正确论述了混悬性液体药剂的是
    A. 混悬性液体药剂属于动力学稳定体系
    B. 混悬性液体药剂属于热力学稳定体系
    C. 混悬性液体药剂也包括难溶性药物与适宜辅料制成粉末状物或粒状物,临用时加水振摇分散成液体的药剂
    D. 毒性小的药物不宜制成混悬液,但剂量小的药物可以
    E. 混悬液的制备方法有机械法和溶解法

35. 下列表面活性剂毒性最大的是
    A. 苯扎溴铵
    B. 平平加O
    C. 西土马哥
    D. 阿洛索-OT
    E. 吐温-60

36. 制备乳剂时必须加入
    A. 弱酸
    B. 润滑剂
    C. 表面活性剂
    D. 助悬剂
    E. 湿润剂

37. 适合用作W/O型乳化剂的HLB值为
    A. 0~3
    B. 3~8
    C. 8~10
    D. 10~15
    E. 15~18

38. 关于使用增溶剂增加药物溶解度的方法叙述错误的是
    A. 增溶是指在表面活性剂的作用下使难溶性药物在水中形成溶液、混悬液或乳剂的过程
    B. 增溶是表面活性剂形成胶束,药物进入

胶束的不同部位而使其溶解度增大
C. 增溶剂的用量至少在 CMC 以上时才能发挥增溶作用
D. 增溶剂的性质、用量与使用方法会影响增溶效果
E. 增溶剂的 HLB 值最适合范围是 15~18

39. 由于加入的第二种物质与难溶性药物形成可溶性络合物而使其溶解度增加的现象称为
A. 增溶
B. 助溶
C. 润湿
D. 乳化
E. 混悬

40. 关于高分子溶液叙述错误的是
A. 属于均相分散系统
B. 属于热力学稳定体系
C. 以单分子形式分散于水中形成的溶液称为亲水胶体溶液
D. 高分子溶液在放置过程中受光线、空气、电解质等影响会发生陈化现象
E. 制备方法包括分散法和凝聚法

41. 乳剂中液滴聚集、乳化膜破裂、液滴合并，并与分散介质分离成不相混溶的两层液体的现象称为
A. 分层
B. 絮凝
C. 转相
D. 破裂
E. 酸败

42. 采用干胶法或湿胶法制备乳剂时，初乳中植物油、水、胶的比例一般是
A. 3:2:2
B. 2:4:1
C. 3:2:1
D. 4:2:1
E. 4:3:1

43. 西白林属于
A. 阴离子表面活性剂
B. 阳离子表面活性剂
C. 非离子表面活性剂
D. 两性离子表面活性剂
E. 三性离子表面活性剂

44. 表面活性剂结构的特点是
A. 含烃基活性基团
B. 是高分子物质
C. 由亲水基团和亲油基团组成
D. 结构中含有氨基和羧基
E. 含不解离的醇羟基

45. 研究制剂制备工艺和理论的学科是
A. 制剂学
B. 调剂学
C. 药剂学
D. 方剂学
E. 中成药学

46. 卵磷脂属于
A. 阴离子表面活性剂
B. 阳离子表面活性剂
C. 非离子表面活性剂
D. 两性离子表面活性剂
E. 三性离子表面活性剂

47. 混悬型液体药剂中应用枸橼酸盐、酒石酸盐可以
A. 润湿
B. 乳化
C. 絮凝与反絮凝
D. 分散
E. 助悬

48. 供静脉用的注射液不得添加
    A. 乳化剂
    B. 抑菌剂
    C. 渗透压调节剂
    D. pH 调节剂
    E. 抗氧剂

49. 驱除注射剂安瓿空间的空气,可以采取
    A. 通入惰性气体
    B. 加入盐酸普鲁卡因
    C. 加入焦亚硫酸钠
    D. 通入纯净空气
    E. 加入卵磷脂

50. 配制 10000mL 某注射液,需加多少氯化钠才能调成等渗(该注射液的冰点下降度为 0.05℃)
    A. 100g
    B. 90g
    C. 87g
    D. 80g
    E. 81g

51. 大量注入体内后,容易导致溶血的是
    A. 等渗注射液
    B. 低渗注射液
    C. 高渗注射液
    D. 等张注射液
    E. 既是等渗又是等张的注射液

52. 热原的性质不包括
    A. 水溶性
    B. 挥发性
    C. 被吸附性
    D. 滤过性
    E. 耐热性

53. 注射剂中热原污染的途径不包括
    A. 溶剂带入

B. 原辅料带入
C. 外包装材料带入
D. 使用过程中带入
E. 配制过程中带入

54. 注射用安瓿的处理工艺是
    A. 灌水蒸煮→洗涤→切割→圆口→灭菌
    B. 圆口→切割→灌水蒸煮→洗涤→干燥→灭菌
    C. 切割→圆口→干燥→洗涤→灭菌
    D. 洗涤→灌水蒸煮→切割→圆口→干燥
    E. 切割→圆口→灌水蒸煮→洗涤→干燥→灭菌

55. 关于输液剂叙述不正确的是
    A. 输液剂不包括脂肪乳
    B. 是临床救治危重和急症病人的主要用药方式
    C. 电解质输液可以补充体内水分,调节酸碱平衡
    D. 胶体输液可作为血浆代用液
    E. 输液剂应该是等渗或等张溶液

56. 聚乙烯醇在滴眼液中的作用主要为
    A. pH 调节剂
    B. 金属螯合剂
    C. 黏度调节剂
    D. 抗氧剂
    E. 渗透压调节剂

57. 处方中如有乳香、没药、冰片等,在黑膏药制备中哪个工序中加入为妥
    A. 药材提取
    B. 炼油
    C. 下丹成膏
    D. 去"火毒"
    E. 摊涂

58. 下列水合作用最强的软膏基质是

A. 油脂性基质

B. W/O 型乳剂基质

C. O/W 型乳剂基质

D. 水溶性基质

E. 胶体型基质

59. 红丹是黑膏药制备的重要原料,其主要成分为
   A. 三氧化铁
   B. 四氧化三铅
   C. 硫酸亚铁
   D. 硫酸铜
   E. 硅酸盐

60. 在水中浸泡以减轻刺激性的黑膏药制备过程为
   A. 药材提取
   B. 炼油
   C. 下丹成膏
   D. 去"火毒"
   E. 摊涂

61. 此乳剂基质处方中(硬脂醇220g,白凡士林250g,十二烷基硫酸钠15g,丙二醇120g,尼泊金乙酯0.15g,蒸馏水加至1000g),丙二醇的作用是
   A. W/O 型乳化剂
   B. O/W 型乳化剂
   C. 增稠剂
   D. 保湿剂
   E. 防腐剂

62. 关于软膏制备说法错误的是
   A. 可溶性药物、水溶性药物与水溶性基质混合时,可直接将药物水溶液加入基质中
   B. 可溶性药物、水溶性药物与油脂性基质混合时,一般应先用少量水溶解药物,以羊毛脂吸收,再与其余基质混匀

C. 油溶性药物可直接溶解在熔化的油脂性基质中

D. 中药提取液可浓缩至稠浸膏,再与基质混合

E. 挥发性或热敏性药物应在熔融基质降温至60℃左右,再与药物混合均匀

63. 以下制备黑膏药的工艺流程正确的是
   A. 炼油→药料提取→去"火毒"→下丹成膏→摊涂
   B. 炼油→药料提取→下丹成膏→去"火毒"→摊涂
   C. 药料提取→炼油→下丹成膏→去"火毒"→摊涂
   D. 药料提取→下丹成膏→炼油→摊涂→去"火毒"
   E. 药料提取→去"火毒"→炼油→下丹成膏→摊涂

64. 凡士林、羊毛脂在橡胶膏剂中的作用为
   A. 乳化剂
   B. 增黏剂
   C. 填充剂
   D. 软化剂
   E. 润滑剂

65. 外用膏剂中药物透皮吸收过程包括
   A. 浸润、渗透
   B. 释放、穿透、吸收
   C. 渗透、扩散
   D. 解吸、溶解、扩散
   E. 浸润、渗透、解吸、溶解、扩散

66. 药物或药材提取物与适宜的亲水性基质及适宜辅料混匀后,涂布与裱褙材料上制成的外用贴膏剂
   A. 涂膜剂
   B. 糊剂
   C. 橡胶膏剂

D. 巴布剂
E. 白膏药

67. 下列错误论述眼膏剂的是
   A. 应均匀、细腻
   B. 在洁净、无菌条件下制备
   C. 易涂布于眼部,便于药物分散和吸收
   D. 对眼部无刺激性,无微生物污染
   E. 不溶性药材应用适宜的方法制成细粉

68. 能够使大部分药物避免肝脏首过作用破坏的剂型是
   A. 包衣片
   B. 微囊片
   C. 软胶囊
   D. 颗粒剂
   E. 栓剂

69. 可可豆脂具有
   A. 乳化能力
   B. 同质多晶性
   C. 吸附性能
   D. 高溶解性能
   E. 强可塑性

70. 在软膏、滴丸、栓剂中都经常作为基质的是
   A. 聚乙二醇
   B. 液状石蜡
   C. 凡士林
   D. 可可豆脂
   E. 羊毛脂

71. 热熔法制备栓剂的工艺流程正确的是
   A. 熔融基质→加入药物(混匀)→注模→冷却→刮削取出→包装
   B. 熔融基质→注模→加入药物(混匀)→冷却→刮削取出→包装
   C. 基质＋药物→混匀→注模→冷却→刮削取出→包装
   D. 熔融基质→加入药物(混匀)→搓成型→包装
   E. 熔融基质→加入药物→制成团块→模压成型→包装

72. 栓剂中的不溶性药物一般应粉碎成细粉过
   A. 二号筛
   B. 三号筛
   C. 四号筛
   D. 五号筛
   E. 六号筛

73. 油脂性基质以热熔法制备栓剂,常用的润滑剂是
   A. 肥皂、甘油、90%乙醇(1:1:5)
   B. 甘油
   C. 肥皂、水(5:1)
   D. 植物油
   E. 液状石蜡

74. 药物的重量与同体积基质重量之比称为
   A. 热原
   B. 亲水亲油平衡值
   C. 昙点
   D. 等渗
   E. 置换价

75. 不属于胶剂的是
   A. 阿拉伯胶
   B. 鹿角胶
   C. 龟甲胶
   D. 狗骨胶
   E. 黄明胶

76. 胶剂制备过程中加入明矾的阶段为
   A. 滤胶
   B. 收胶
   C. 胶凝
   D. 煎胶

E. 切胶

77. 胶剂的水分不应超过
A. 10%
B. 12%
C. 15%
D. 20%
E. 25%

78. 胶剂的制备工艺流程是
A. 原辅料处理→胶凝→煎胶→收胶→切胶→干燥→包装
B. 原辅料处理→煎胶→胶凝→切胶→干燥→包装
C. 原辅料处理→煎胶→滤胶→收胶→胶凝→切胶→干燥→包装
D. 原辅料处理→煎胶→收胶→滤胶→胶凝→切胶→干燥→包装
E. 原辅料处理→收胶→切胶→煎胶→滤胶→干燥→包装

79. 制备胶剂过程中,加入冰糖、黄酒的阶段是
A. 胶凝
B. 滤胶
C. 收胶
D. 晾胶
E. 伏胶

80. 关于胶剂干燥说法不正确的是
A. 将胶片置于晾胶室内,自然干燥
B. 在烘箱中烘干速度更快
C. 为避免胶片发生弯曲现象,应使两面水分均匀蒸发
D. 一般每隔3~5天将胶片翻动一次
E. 晾胶、闷胶需交替操作2~3次

81. 黄明胶的原料为
A. 狗骨
B. 驴皮
C. 猪皮
D. 牛皮
E. 龟甲

82. 软胶囊的崩解时限为
A. 30 分钟
B. 45 分钟
C. 60 分钟
D. 90 分钟
E. 120 分钟

83. 空胶囊的制备流程大致为
A. 溶胶→拔壳→干燥→蘸胶→截割→整理
B. 溶胶→干燥→拔壳→截割
C. 溶胶→蘸胶→干燥→拔壳→截割→整理
D. 溶胶→干燥→蘸胶→拔壳→整理
E. 溶胶→蘸胶→干燥→拔壳→截割→整理→染色→固化

84. 制备空胶囊壳时加入羧甲基纤维素的目的是
A. 可增加明胶液的黏度及其可塑性
B. 增加胶囊的韧性及弹性
C. 着色
D. 增加胶液的凝结力
E. 防止胶液发生霉变

85. 下列关于硬胶囊药物填充步骤说法错误的是
A. 挥发油应先用吸收剂或方中其他药物细粉吸收后再填充
B. 剂量小的药物或细料药可直接粉碎成粗粉,混匀后填充
C. 易引湿或混合后发生共熔的药物可分别加适量稀释剂稀释混匀后再填充
D. 疏松性药物可加适量乙醇或液状石蜡混匀后填充
E. 麻醉药、毒剧药应稀释后填充

86. 剂量较大的药物制成胶囊剂时,正确的做法是
   A. 将药物直接粉碎成细粉,混匀后填充
   B. 将药物全部提取制成稠膏或干浸膏,干燥,研细,过筛,混匀后填充
   C. 药物可部分或全部提取制成稠膏或干浸膏,再将剩余的药物细粉与之混合,干燥,研细,过筛,混匀后填充
   D. 将药物直接粉碎成细粉加乙醇制成颗粒后填充
   E. 将药物全部提取制成稠膏,加适量辅料制成颗粒后填充

87. 剂量小的药物或细料药填充硬胶囊时,一般要过
   A. 三号筛
   B. 四号筛
   C. 五号筛
   D. 六号筛
   E. 七号筛

88. 渗漉法的操作过程一般为
   A. 粉碎→润湿→填装→排气→浸渍→渗漉
   B. 粉碎→浸渍→排气→填装→渗漉
   C. 粉碎→填装→润湿→排气→渗漉
   D. 粉碎→润湿→排气→浸渍→填装→渗漉
   E. 粉碎→填装→排气→润湿→浸渍→渗漉

89. 下列药物制备水丸时,最好采用其药汁,除了
   A. 生姜
   B. 丝瓜络
   C. 磁石
   D. 白芍
   E. 自然铜

90. 下述丸剂中一般采用塑制法制备的是
   A. 蜡丸
   B. 水丸
   C. 糊丸
   D. 滴丸
   E. 浓缩丸

91. 滴丸制备的工艺流程为
   A. 熔融基质→滴制→冷凝→洗涤→干燥
   B. 熔融基质→加入药物→干燥→冷凝→洗涤→滴制
   C. 熔融基质→加入药物→滴制→冷凝→洗涤→干燥
   D. 熔融基质→加入药物→冷凝→滴制→洗涤→干燥
   E. 药物熔融→加入基质→滴制→冷凝→洗涤→干燥

92. 浓缩蜜丸所含水分不得超过
   A. 5.0%
   B. 9.0%
   C. 12.0%
   D. 15.0%
   E. 20.0%

93. 下列适宜制成胶囊剂的是
   A. 药物的水溶液
   B. 易风化药物
   C. 易溶性药物
   D. 油类药物
   E. 易吸湿性药物

94. 水丸干燥的温度一般控制在
   A. 40℃~60℃
   B. 50℃~70℃
   C. 60℃~80℃
   D. 70℃~90℃
   E. 90℃以上

95. 炼制蜂蜜时,中蜜的含水量是
   A. 10%以下
   B. 10%~15%

C. 14%~16%

D. 17%~20%

E. 20%以上

96. 制备浓缩丸时,如果膏多粉少,可采用的方法是
    A. 塑制法
    B. 泛制法
    C. 滴制法
    D. 搓制法
    E. 压制法

97. 制备蜜丸时,应使用的黏合剂是
    A. 水
    B. 蜜水
    C. 药汁
    D. 炼蜜
    E. 乙醇

98. 以下滴丸基质中,可以采用水作冷凝剂的是
    A. 甘油明胶
    B. 聚乙二醇4000
    C. 聚乙二醇6000
    D. 硬脂酸
    E. 硬脂酸钠

99. 炼制蜂蜜时,中蜜的炼制温度应为
    A. 105℃~115℃
    B. 112℃~115℃
    C. 116℃~120℃
    D. 116℃~118℃
    E. 119℃~122℃

100. 含毒性或刺激性强的药物,一般制成
    A. 水丸
    B. 蜜丸
    C. 糊丸
    D. 滴丸

E. 浓缩水蜜丸

101. 水丸起模、盖面或包衣用药粉应过
    A. 三或四号筛
    B. 四或五号筛
    C. 五或六号筛
    D. 六或七号筛
    E. 八或九号筛

102. 炼制蜂蜜时,老蜜的相对密度为
    A. 1.25
    B. 1.30
    C. 1.34
    D. 1.37
    E. 1.40

103. 对于入肝经,活血散瘀、止痛的药物制备水丸时,常选用的赋形剂为
    A. 酒
    B. 药汁
    C. 醋
    D. 水
    E. 糖液

104. 富含纤维的药粉制备蜜丸时,需选用的赋形剂为
    A. 嫩蜜
    B. 炼蜜
    C. 老蜜
    D. 米糊
    E. 蜂蜡

105. 蜜丸的制备工艺流程为
    A. 原料准备→制丸块→制丸条→分粒→搓圆→干燥→整丸→包装
    B. 原料准备→制丸条→分粒→搓圆→干燥→整丸→包装
    C. 原料准备→制丸条→制丸块→分粒→搓圆→干燥→整丸→包装

D. 原料准备→制丸块→制丸条→分粒→干燥→整丸→包装

E. 原料准备→制丸块→制丸条→搓圆→分粒→干燥→包装

106. 水丸的制备工艺流程为
    A. 原料准备→泛制成型→起模→盖面→干燥→选丸→包衣→打光→质量检查→包装
    B. 原料准备→起模→泛制成型→盖面→干燥→选丸→质量检查→包装
    C. 原料准备→起模→盖面→泛制成型→选丸→质量检查→包装
    D. 原料准备→起模→泛制成型→盖面→干燥→包衣→打光→选丸→质量检查→包装
    E. 原料准备→起模→盖面→干燥→泛制成型→包衣→选丸→打光→质量检查→包装

107. 为了便于制颗粒、减少药物的挥发，将挥发油等液体药物粉末化可选用的方法是
    A. 淀粉吸收法
    B. 糖粉分散法
    C. 糊精吸收法
    D. 乳糖稀释法
    E. β-环糊精包合法

108. 整粒时，为除去细粉应选用药筛的规格是
    A. 40目
    B. 50目
    C. 60目
    D. 65目
    E. 80目

109. 贵重细料药在颗粒剂制备过程中的加入时间是
    A. 整粒阶段
    B. 制颗粒阶段

C. 干燥阶段
D. 精制阶段
E. 包装阶段

110. 颗粒处方中如含有挥发性成分时，其加入的阶段为
    A. 精制
    B. 包装
    C. 制粒
    D. 干燥
    E. 整粒

111. 片剂压片常用的黏合剂是
    A. 乳糖
    B. 淀粉
    C. 淀粉浆
    D. 氧化镁
    E. 微粉硅胶

112. 片剂中如果含少量挥发油，正确的加入方法为
    A. 制粒前加入
    B. 混合药粉时中加入
    C. 混入黏合剂或湿润剂中加入
    D. 加入从已干燥并混匀的颗粒中筛出的部分细粉中，再与其他颗粒混匀
    E. 在包衣之前喷雾到压制好的素片上

113. 常作消毒、洗涤及漱口用的片剂是
    A. 咀嚼片
    B. 溶液片
    C. 泡腾片
    D. 舌下片
    E. 分散片

114. 片剂制备时加入羧甲基淀粉钠作崩解剂的崩解原理主要是
    A. 膨胀作用
    B. 产气作用

C. 酶作用
D. 润湿作用
E. 毛细管作用

115. 制备泡腾片常用的润滑剂是
 A. 硬脂酸镁
 B. 滑石粉
 C. 聚乙二醇4000
 D. 氢化植物油
 E. 微粉硅胶

116. 中药片剂湿法制粒压片的工艺流程正确的是
 A. 药材提取→加辅料混合制软材→制颗粒→干燥→整粒→加润滑剂压片→（包衣）→质量检查→包装
 B. 药材提取→加辅料混合制软材→干燥→粉碎成颗粒→整粒→加润滑剂压片→（包衣）→质量检查→包装
 C. 药材提取→加辅料混合制软材→制颗粒→整粒→干燥→加润滑剂压片→（包衣）→质量检查→包装
 D. 药材提取→加辅料混合制软材→制颗粒→加润滑剂→整粒→干燥压片→（包衣）→质量检查→包装
 E. 药材提取→加辅料混合制软材→加润滑剂→制颗粒→整粒→干燥压片→（包衣）→质量检查→包装

117. 下列不属于直接压片辅料的是
 A. 微晶纤维素
 B. 淀粉
 C. 聚乙二醇4000
 D. 聚维酮
 E. 喷雾干燥乳糖

118. 片剂包糖衣的工序为
 A. 包隔离层→粉衣层→糖衣层→有色糖衣层→打光
 B. 包隔离层→糖衣层→粉衣层→有色糖衣层→打光
 C. 包粉衣层→隔离层→糖衣层→有色糖衣层→打光
 D. 包隔离层→糖衣层→有色糖衣层→粉衣层→打光
 E. 包糖衣层→有色糖衣层→隔离层→粉衣层→打光

119. 片剂包衣打光用
 A. 蜂蜡
 B. 石蜡
 C. 虫蜡
 D. 液状石蜡
 E. 地蜡

120. 中药片剂的硬度一般在
 A. 1～2kg
 B. 2～3kg
 C. 4～5kg
 D. 5～6kg
 E. 8～10kg

121. 硬脂酸镁在片剂中常作为
 A. 崩解剂
 B. 稀释剂
 C. 吸收剂
 D. 润滑剂
 E. 黏合剂

122. 下列正确叙述气雾剂的是
 A. 只能是溶液型气雾剂，不能是混悬型气雾剂
 B. 不能加潜溶剂、防腐剂
 C. 抛射剂为高沸点物质
 D. 抛射剂常是气雾剂中药物的稀释剂
 E. 抛射剂用量少，喷出的雾滴细小

123. 吸入气雾剂中药物能否到达肺泡主要取

决于
　A.雾化粒径大小
　B.药物分子大小
　C.药物脂溶性
　D.抛射剂的种类
　E.气雾剂抛射压力

124.不能作为气雾剂抛射剂的是
　A.四氟乙烷
　B.二甲醚
　C.丙烷
　D.正丁烷
　E.甲烷

125.甘油在膜剂中的主要作用是
　A.成膜材料
　B.增塑剂
　C.填充剂
　D.矫味剂
　E.脱模剂

126.膜剂的制备多采用
　A.涂膜法
　B.热熔法
　C.熔合法
　D.模压法
　E.摊涂法

127.利用天然或合成的高分子材料将固体或液体药物包裹而成的微小胶囊称
　A.微囊
　B.微丸
　C.微球
　D.纳米粒
　E.纳米球

128.聚乙二醇4000在固体分散体中的主要作用是
　A.黏合剂
　B.增塑剂
　C.载体材料
　D.固化剂
　E.胶凝剂

129.用凝聚法制备微囊时要应用到甲醛,甲醛的作用为
　A.起泡
　B.固化
　C.助悬
　D.收敛
　E.助溶

130.药剂稳定性加速试验是根据
　A.酶促原理
　B.增容原理
　C.相似相容原理
　D.道尔顿定律
　E.化学动力学原理

二、B型题（标准配伍题）

答题说明：

以下提供若干组考题,每组考题共用在考题前列出的A、B、C、D、E五个备选答案。请从中选择一个与问题关系最密切的答案。某个备选答案可能被选择一次、多次或不被选择。

（131～132题共用备选答案）
　A.浑浊或沉淀
　B.产生有毒物质
　C.变色现象
　D.产气现象
　E.爆炸现象

131.鞣质和生物碱配伍会发生
132.碳酸氢钠与酸类药物配伍会发生

（133～134题共用备选答案）
　A.生物利用速度

B. 生物利用程度
C. 峰浓度
D. 溶出度
E. 血药浓度-时间曲线下的面积

133. 代表药物吸收程度的参数是
134. 测定原理依据 Noyes-Whitney 扩散溶解理论是

(135~136 题共用备选答案)
A. 聚合
B. 晶型转变
C. 变性
D. 氧化
E. 水解

135. 穿心莲内酯易
136. 吗啡、毒扁豆碱易

(137~138 题共用备选答案)
A. 利用两种具有相反电荷的高分子材料作囊材,将囊心物分散在囊材的水溶液中,在一定条件下相反电荷的高分子材料互相交联后,溶解度降低,自溶液中凝聚成囊
B. 药物与载体共同混合制成高度分散物
C. 将药物包合或嵌入筒状结构内形成超微囊状分散物的操作
D. 将药物分散于囊材的水溶液中,以电解质或强亲水性电解质为凝聚剂,使囊材凝聚包封于药物表面而形成微囊
E. 药物与载体共同溶解于有机溶剂中,蒸去溶剂后,得到药物在载体中混合而成的共沉淀物的方法

137. 固体分散法是
138. β-环糊精包合法是

(139~140 题共用备选答案)
A. 利用两种具有相反电荷的高分子材料作囊材,将囊心物分散在囊材的水溶液中,在一定条件下相反电荷的高分子材料互相交联溶解度降低,自溶液中凝聚成囊的方法
B. 药物与固体载体均匀混合制成高度分散物的方法
C. 将药物包合或嵌入β-CD筒状结构内形成超微囊状分散物的操作
D. 将药物分散于囊材的水溶液中,以电解质或强亲水性电解质为凝聚剂,使囊材凝聚包封于药物表面而形成微囊的方法
E. 药物分装在空心囊壳中的操作

139. 固体分散技术是
140. 环糊精包合技术是

(141~142 题共用备选答案)
A. 药物溶解在抛射剂中制成的气雾剂
B. 药物乳化在抛射剂中制成的气雾剂
C. 药物以多分子聚集微粒分散在抛射剂中制成的气雾剂
D. 药物混悬在抛射剂中制成的气雾剂
E. 药物呈小液滴状分散在抛射剂中制成的气雾剂

141. 二相气雾剂是指
142. 溶液型气雾剂是指

(143~144 题共用备选答案)
A. 水分
B. 溶化性
C. 均匀度
D. 外观性状
E. 崩解时限

143. 散剂需要进行的特殊检查为
144. 片剂需要进行的特殊检查为

(145~146 题共用备选答案)
A. 润滑剂
B. 崩解剂
C. 润湿剂
D. 稀释剂

E. 黏合剂
145. 糖浆在片剂中作
146. 乳糖在片剂中作

(147~148题共用备选答案)
A. 泄漏率
B. 每瓶总揿次、每揿喷量和每揿主药含量
C. 微生物限量
D. 爆破
E. 喷射速率和喷出总量

147. 采用非定量阀门的气雾剂,其特殊检查项目是
148. 采用定量阀门的气雾剂,其特殊检查项目是

(149~150题共用备选答案)
A. 硬脂酸镁
B. 滑石粉
C. 聚乙二醇4000
D. 氢化植物油
E. 微粉硅胶

149. 制备片剂时,不适用于遇碱不稳定药物的润滑剂是
150. 制备片剂时,适用于油类和浸膏类药物的润滑剂是

(151~152题共用备选答案)
A. 水溶性颗粒剂
B. 酒溶性颗粒剂
C. 混悬性颗粒剂
D. 块状冲剂
E. 泡腾性颗粒剂

151. 将处方中部分药材提取制成稠膏,其余药材粉碎成细粉加入,必要时添加适宜辅料制成颗粒的是
152. 多以60%乙醇,采用渗漉法、浸渍法或回流法制备,制成品可以替代药酒服用的是

(153~154题共用备选答案)
A. 20.0%
B. 15.0%
C. 12.0%
D. 10.0%
E. 9.0%

153. 水蜜丸的水分不得超过
154. 浓缩水丸的水分不得超过

(155~156题共用备选答案)
A. 水丸
B. 蜜丸
C. 蜡丸
D. 水蜜丸
E. 滴丸

155. 在体内不溶散,仅缓缓释放药物,可以减轻药物毒性和刺激性的丸剂是
156. 药材提取物与基质用适宜的方法混匀后,滴入不相混溶的冷却液中,收缩冷凝制备而成的丸剂是

(157~158题共用备选答案)
A. 水丸
B. 大蜜丸
C. 糊丸
D. 滴丸
E. 浓缩水蜜丸

157. 采用滴制法制备的是
158. 多采用泛制法制备的是

(159~160题共用备选答案)
A. 崩解时限
B. 融变时限
C. 溶散时限
D. 相对密度
E. 黏稠度

159. 属于硬胶囊剂特殊检查的项目为
160. 属于煎膏剂的检查项目为

(161~162题共用备选答案)
A. 散剂
B. 颗粒剂
C. 硬胶囊
D. 软胶囊
E. 肠溶胶囊

161. 将胶囊经高分子材料处理或其他适宜方法加工制成的药剂,囊壳不溶于胃液中,但能溶于肠液中的是

162. 将一定量的药材提取物加适宜的辅料密封于球形、椭圆形的软质囊材中制成的药剂的是

(163~164题共用备选答案)
A. 发胶类
B. 角胶类
C. 甲胶类
D. 骨胶类
E. 皮胶类

163. 黄明胶属于
164. 新阿胶属于

(165~166题共用备选答案)
A. 冰糖
B. 豆油
C. 黄酒
D. 明矾
E. 盐酸

165. 可以矫味、矫臭,并可促进浓缩收胶时气泡逸散的是

166. 用以沉淀胶液中的泥沙等杂质的是

(167~168题共用备选答案)
A. 半合成山苍油酯
B. 聚乙二醇
C. 羊毛脂
D. 甘油
E. 凡士林

167. 可作为栓剂油脂性基质的是

168. 可作为栓剂水溶性基质的是

(169~170题共用备选答案)
A. 聚乙二醇
B. 甘油明胶
C. 可可豆脂
D. 半合成脂肪酸酯类
E. 石蜡

169. 在栓剂制备和贮藏过程中,能发生晶型转变,使熔点增高,融变时间延长的是

170. 对直肠有刺激性。遇体温不熔化,能缓缓溶于直肠体液中的是

(171~172题共用备选答案)
A. 聚乙二醇
B. 甘油明胶
C. 可可豆脂
D. 半合成脂肪酸酯类
E. 石蜡

171. 常用作阴道栓的基质,但不适用于鞣酸等与蛋白质有配伍禁忌的药物的是

172. 制备时应缓缓升温加热熔化至2/3时,停止加热,让余热使其全部熔化的是

(173~174题共用备选答案)
A. "架桥现象"
B. "返砂"
C. 去"火毒"
D. "塌顶"
E. "牛眼泡"

173. 黑膏药制备时为避免使用时产生局部刺激的操作是

174. 煎膏剂要采用炼蜜或炼糖是为了防止

(175~176题共用备选答案)
A. 聚乙二醇
B. 硅酮
C. 凡士林
D. 卡波姆

E. 石蜡

175. 吸湿性好,药物释放和渗透较快,与苯甲酸、鞣酸等混合时可使基质过度软化的是

176. 油腻性大而吸水性差,具有适宜的稠度和涂展性的是

(177~178 题共用备选答案)
A. 药物溶解或分散于成膜材料中,经加工制成的薄膜状,便于分剂量的剂型
B. 用有机溶剂溶解成膜材料及药物而制成的外用液体涂剂
C. 药物与橡胶等基质混合后涂布于裱褙材料上的外用制剂
D. 药物与适宜的亲水性基质及辅料混匀后,涂布于裱褙材料上制成的外用贴膏剂
E. 药材提取物、药材制成的直接用于眼部发挥治疗作用的半固体制剂

177. 橡胶膏剂是
178. 眼膏剂是

(179~180 题共用备选答案)
A. 注射剂
B. 输液剂
C. 眼用溶液剂
D. 注射用无菌粉末
E. 乳浊液型注射剂

179. 常用甲基纤维素、聚乙二醇等黏度调节剂的是
180. 用于补充营养、调节体液酸碱平衡的是

(181~182 题共用备选答案)
A. 氯化钠
B. 磷酸盐缓冲液
C. 硫柳汞
D. 甲基纤维素
E. 三氯叔丁醇

181. 调节眼用溶液 pH 值、减小药物刺激性的附加剂是

182. 增加眼用溶液黏度、延长作用时间的附加剂是

(183~184 题共用备选答案)
A. 亚硫酸钠
B. 三氯叔丁醇
C. 盐酸
D. 盐酸普鲁卡因
E. 胆汁

183. 用于调节注射剂 pH 值的是
184. 既可作抑菌剂,又可作减轻疼痛的注射剂附加剂是

(185~186 题共用备选答案)
A. 亚硫酸钠
B. 胆汁
C. 氯化钠
D. 碳酸氢钠
E. 三氯叔丁醇

185. 注射剂中作为抗氧剂的是
186. 注射剂中作为渗透压调节剂的是

(187~188 题共用备选答案)
A. 酸败
B. 破裂
C. 分层
D. 转相
E. 絮凝

187. 乳剂受外界因素作用,使体系中油或乳化剂发生变质的现象是
188. 乳滴聚集成团但保持乳滴的完整分散体而不呈现合并现象是

(189~190 题共用备选答案)
A. 溶液剂
B. 溶胶
C. 混悬液
D. 乳浊液
E. 高分子溶液

189. 芳香水剂、醑剂属于
190. 微粒1～100nm,热力学不稳定体系,有着强烈的布朗运动的是

(191～192题共用备选答案)
A. 干胶法
B. 湿胶法
C. 新生皂法
D. 两相交替加入法
E. 机械法

191. 将油相、水相、乳化剂混合后应用乳化机械所提供的强大乳化能而制成乳剂的制备方法是
192. 将水相加至含乳化剂的油相中,用力研磨使成初乳,再稀释至全量,混匀的制备方法是

(193～194题共用备选答案)
A. 3～8
B. 7～9
C. 8～16
D. 13～16

E. 15～18以上

193. 润湿剂适宜的HLB值是
194. 增溶剂适宜的HLB值是

(195～196题共用备选答案)
A. 阴离子型表面活性剂
B. 阳离子型表面活性剂
C. 非离子型表面活性剂
D. 天然两性离子型表面活性剂
E. 合成两性离子型表面活性剂

195. 棕榈山梨坦(司盘-40)属于
196. 平平加O属于

(197～198题共用备选答案)
A. 煎膏剂
B. 酒剂
C. 茶剂
D. 合剂
E. 糖浆剂

197. 需检查甲醇量的是
198. 需做乙醇量测定的是

参考答案

1. C	2. E	3. B	4. D	5. B	6. D	7. B	8. E	9. A	10. D
11. C	12. D	13. B	14. E	15. E	16. E	17. B	18. B	19. A	20. E
21. D	22. D	23. B	24. E	25. B	26. A	27. D	28. A	29. E	30. A
31. C	32. C	33. D	34. C	35. A	36. C	37. D	38. C	39. B	40. E
41. D	42. D	43. B	44. C	45. C	46. D	47. C	48. B	49. A	50. E
51. B	52. B	53. C	54. C	55. A	56. C	57. E	58. A	59. B	60. D
61. D	62. E	63. C	64. D	65. B	66. D	67. E	68. B	69. B	70. A
71. A	72. E	73. A	74. E	75. A	76. B	77. D	78. C	79. C	80. B
81. D	82. C	83. C	84. A	85. B	86. C	87. D	88. A	89. D	90. A
91. C	92. D	93. D	94. C	95. C	96. A	97. D	98. D	99. D	100. C
101. D	102. E	103. C	104. C	105. A	106. B	107. E	108. E	109. B	110. E
111. C	112. D	113. B	114. A	115. C	116. A	117. C	118. A	119. C	120. B
121. D	122. D	123. A	124. E	125. B	126. A	127. A	128. C	129. B	130. E

131. A	132. D	133. E	134. D	135. E	136. D	137. B	138. C	139. B	140. C
141. A	142. A	143. C	144. E	145. E	146. D	147. E	148. B	149. A	150. E
151. C	152. B	153. C	154. E	155. C	156. E	157. D	158. A	159. A	160. D
161. E	162. D	163. E	164. E	165. C	166. D	167. A	168. B	169. C	170. A
171. B	172. C	173. C	174. B	175. A	176. C	177. C	178. E	179. C	180. B
181. B	182. D	183. C	184. B	185. A	186. C	187. A	188. E	189. A	190. B
191. E	192. A	193. B	194. E	195. C	196. C	197. B	198. B		

中药调剂学

一、A 型题（单句型最佳选择题）

答题说明：

以下每一道考题下面有 A、B、C、D、E 五个备选答案。请从中选择一个最佳答案。

1. 两种药物的合用能互相抑制、降低或丧失药效,属中药配伍中的
   A. 相须
   B. 相使
   C. 相畏
   D. 相恶
   E. 相反

2. 不能与铝、镁、钙药物合用的中药是
   A. 黄芩
   B. 甘草
   C. 鹿茸
   D. 牛黄
   E. 虎杖

3. 属于妊娠忌用药的是
   A. 桃仁
   B. 益母草
   C. 枳实
   D. 马钱子
   E. 番泻叶

4. 牛黄解毒片与哪类物质合用,会降低药物疗效

   A. 庆大霉素
   B. 青霉素
   C. 四环素
   D. 维生素
   E. 红霉素

5. 下列有关妊娠禁忌药的叙述,不正确的是
   A. 能影响胎儿生长发育、有致畸作用的药物
   B. 能造成堕胎的药物
   C. 具有消食导滞功能的药物
   D. 具有芳香走窜功能的药物
   E. 峻下逐水药、毒性药、破血逐瘀药

6. 下列有关饮食禁忌的叙述,错误的是
   A. 忌食可能影响药物分布的食物
   B. 忌食葱、蒜等
   C. 忌食生冷、油腻及刺激性食物
   D. 忌食与所服药物存在类似相恶或相反配伍关系的食物
   E. 忌食对某种病证不利的食物

7. 与碳酸氢钠有配伍禁忌的是
   A. 含麻黄的中成药
   B. 含大量鞣质的中药
   C. 含有机酸的中药
   D. 含大量生物碱类成分的中药
   E. 含皂苷类成分的中药

8. 以下不属于中西药配伍禁忌的是
   A. 氢氧化铝与黄芩

· 166 ·

B. 维生素 B 与地榆

C. 甲苯磺丁脲与甘草

D. 碳酸氢钠与麻黄

E. 四环素与自然铜

9. 皮肤病最应忌的食物是

A. 鱼虾蟹等腥膻发物

B. 动物内脏

C. 油腻、煎炸的食物

D. 黏腻、不易消化的食物

E. 辛凉食物

10. 与含朱砂的中药制剂合用会导致药源性肠炎的是

A. 含碘化物的制剂

B. 四环素

C. 酶制剂

D. 含铝、镁、钙的药物

E. 红霉素

11. 与川乌有配伍禁忌的是

A. 瓜蒌

B. 海藻

C. 甘遂

D. 人参

E. 芫花

12. 能与牛黄解毒片配伍的药品是

A. 维生素 B

B. 异烟肼

C. 胰酶

D. 5% 葡萄糖

E. 维生素 B

13. 能与珍珠牛黄散配伍的药品是

A. 异烟肼

B. 洋地黄

C. 磷酸可待因

D. 氯化钠

E. 硫酸亚铁

14. 不能与五味子配伍的药品是

A. 磺胺类药物

B. 氯霉素

C. 异烟肼

D. 新生霉素

E. 维生素 B

15. 含朱砂成分的中药制剂与哪类物质合用会导致医源性肠炎

A. 含溴化物的制剂

B. 四环素

C. 酶制剂

D. 降糖灵

E. 铝、镁、钙药物

16. 下列药物配伍属于十九畏的是

A. 乌头与半夏

B. 官桂与石脂

C. 甘草与芫花

D. 藜芦与丹参

E. 山药与天花粉

17. 下列属于妊娠禁用药的是

A. 大黄

B. 巴豆

C. 甘遂

D. 马钱子

E. 附子

18. 下列属于复方配伍禁忌的是

A. 相须

B. 相使

C. 相畏

D. 相杀

E. 相反

19. 以下叙述错误的是

A. 中药饮片处方的书写,可按君、臣、佐、使的顺序排列
B. 处方审阅人员不得擅自修改处方
C. 处方有效期最长不得超过3天
D. 药物调剂、煎煮的特殊要求应在药名之前写出
E. 麻醉药品处方的印刷用纸为淡红色

20. 急诊处方不超过几天用量
    A. 1 天
    B. 4 天
    C. 3 天
    D. 5 天
    E. 7 天

21. 下列药物适合烊化服用的是
    A. 自然铜
    B. 沉香
    C. 海金沙
    D. 鹿角胶
    E. 羚羊角

22. 山药的常用量是
    A. 6～12g
    B. 15～30g
    C. 9～12g
    D. 3～6g
    E. 6～9g

23. 以下中药正名与处方用名匹配错误的是
    A. 八角茴香 - 大茴香
    B. 川木通 - 白木通
    C. 大血藤 - 红血藤
    D. 瓜蒌 - 瓜蒌仁
    E. 香附 - 香附子

24. 关于处方管理制度,以下叙述错误的是
    A. 处方一般不得超过7日用量
    B. 处方中的药品剂量与数量一律用阿拉伯数字书写
    C. 西药、中成药、中药饮片要分别开具处方
    D. 麻醉药品处方保留2年
    E. 急诊处方的印刷用纸应为淡黄色

25. 下列不属于大黄的处方用名的是
    A. 大黄
    B. 酒大黄
    C. 军炭
    D. 清宁片
    E. 炒清宁片

26. 关于中药处方叙述错误的是
    A. 是载有中药名称、数量、煎服用法等内容和制备中药制剂的书面文件
    B. 是医师辨证论治的书面记录和凭证,反映医师的辨证理法和用药要求
    C. 是医师给中药调剂人员的书面通知,又是中药调剂工作的依据
    D. 具有技术上和经济上的意义,没有法律意义
    E. 是计价、统计的凭证

27. 关于臣药叙述错误的是
    A. 可对兼症起主要治疗作用的药物
    B. 是辅助君药发挥治疗作用的药物
    C. 是所有方剂中必不可少的
    D. 可协助君药发挥对主证治疗作用的药物
    E. 是处方中的辅助部分

28. 中药处方的正文不包括
    A. 饮片名称
    B. 饮片剂量
    C. 煎煮方法
    D. 患者姓名
    E. 用法用量

29. 用发酵法制得的饮片是
    A. 麦芽

B. 谷芽
C. 稻芽
D. 淡豆豉
E. 大豆黄卷

30. 不可先煎的饮片是
   A. 矿石类
   B. 贝壳类
   C. 动物角甲类
   D. 气味芳香类
   E. 根及根茎类

31. 薄荷后下一般是在其他群药煎好前
   A. 5 分钟至 10 分钟入煎
   B. 15 分钟至 20 分钟入煎
   C. 10 分钟至 15 分钟入煎
   D. 3 分钟至 5 分钟入煎
   E. 20 分钟至 25 分钟入煎

32. 附子先煎的时间是
   A. 半小时至 1 小时
   B. 1 小时至 2 小时
   C. 2 小时至 3 小时
   D. 半小时以内
   E. 3 小时以上

33. 需要另煎的饮片是
   A. 麦冬
   B. 知母
   C. 西洋参
   D. 浙贝母
   E. 血竭

34. 关于处方书写规则叙述不正确的是
   A. 每张处方只限用于一名患者的用药
   B. 西药和中成药可以开具在一张处方上，中药饮片可以单独开具
   C. 新生儿、幼儿的处方应写清日、月龄，必要时要注明体重

D. 开具西药、中成药处方时每张处方不得超过 7 种药品
E. 处方上的字迹应该清楚，不得涂改；如需修改，应在修改处签名并注明日期

35. 处方中书写下列药名，但需付清炒品的是
   A. 菟丝子
   B. 女贞子
   C. 五味子
   D. 决明子
   E. 车前子

36. 处方中写"二乌"是指
   A. 生何首乌、制何首乌
   B. 生川乌、生草乌
   C. 制川乌、制草乌
   D. 何首乌、乌药
   E. 乌药、制草乌

37. 处方中写"腹皮子"是指
   A. 大腹皮
   B. 生槟榔
   C. 大腹皮与生槟榔
   D. 炒槟榔
   E. 焦槟榔

38. 处方中写"灰包"是指
   A. 马勃
   B. 千年健
   C. 大腹皮
   D. 木蝴蝶
   E. 血余炭

39. 不属于牛蒡子别名的是
   A. 牛子
   B. 鼠黏子
   C. 大力子
   D. 丑宝
   E. 恶实

40. 处方中写"半夏"时应付
    A. 生半夏
    B. 姜半夏
    C. 清半夏
    D. 半夏曲
    E. 法半夏

41. 处方中写"大白"是指
    A. 槟榔
    B. 白芷
    C. 白芍
    D. 白术
    E. 白药子

42. 处方中写"泡参"时应付
    A. 人参
    B. 北沙参
    C. 南沙参
    D. 西洋参
    E. 太子参

43. 洋金花的常用量是
    A. 0.3~1g
    B. 1.5~3g
    C. 0.3~0.6g
    D. 1~2g
    E. 0.03~1g

44. 儿科处方的印刷用纸为
    A. 大红色
    B. 淡红色
    C. 淡黄色
    D. 淡绿色
    E. 白色

45. 姜炭的正名是
    A. 炮姜炭
    B. 黑姜
    C. 炮姜
    D. 干姜炭
    E. 干姜

46. 医师开汤剂处方时,若对药物的产地、炮制有特殊要求,应
    A. 在药品之后上方注明,并加括号
    B. 在药名之前写出
    C. 在处方前记中注明
    D. 在处方后记中注明
    E. 直接告知调剂人员

47. 关于医师处方有效期正确的是
    A. 当日有效
    B. 3日内有效
    C. 7日内有效
    D. 超过期限自行更改日期
    E. 超过期限则减去过期天数的剂数

48. 王不留行的常用量是
    A. 1.5~3g
    B. 3~4.5g
    C. 1.5~4.5g
    D. 4.5~9g
    E. 6~9g

49. 开具哪类处方时,应有病历记录
    A. 麻醉药品
    B. 精神药品
    C. 医疗用毒性药品
    D. 放射性药品
    E. 超剂量药品

50. 下列不属于"焦四仙"的是
    A. 焦神曲
    B. 焦麦芽
    C. 焦山楂
    D. 焦槟榔
    E. 焦枳实

51. 中药饮片的剂量一般应用
    A. 古代单位
    B. 英制单位
    C. 公制单位
    D. 市制单位
    E. 国际单位

52. 处方中出现下列名称应付醋制品的是
    A. 香附
    B. 三棱
    C. 益智
    D. 补骨脂
    E. 黄芩

53. 二母是指
    A. 知母、浙贝母
    B. 知母、川贝母
    C. 炉贝、松贝
    D. 川贝母、知母
    E. 土贝母、知母

54. 处方写大黄应付
    A. 酒大黄
    B. 生大黄
    C. 熟大黄
    D. 大黄炭
    E. 醋大黄

55. 汉代的衡量单位是铢,多少铢等于一两
    A. 24
    B. 25
    C. 12
    D. 16
    E. 20

56. 下列处方药名未注明炮制品种则给付生品的是
    A. 草乌
    B. 骨碎补

    C. 莱菔子
    D. 黄芩
    E. 黄精

57. 发现严重、罕见或新的不良反应病例,必须用有效方法快速报告,最迟不超过
    A. 1个工作日
    B. 3个工作日
    C. 5个工作日
    D. 7个工作日
    E. 15个工作日

58. 乌头碱中毒主要是针对
    A. 神经系统
    B. 消化系统
    C. 泌尿系统
    D. 循环系统
    E. 皮肤和黏膜

59. 危重、急症病人抢救多选用的给药途径是
    A. 口服
    B. 静注
    C. 外用
    D. 鼻腔
    E. 直肠

60. 引起中药不良反应的原因不包括
    A. 剂量过大
    B. 疗程过长
    C. 个体差异
    D. 合理的配伍应用
    E. 制剂质量欠佳

61. 可以减轻或消除链霉素引起的耳鸣、耳聋等不良反应的中药是
    A. 骨碎补
    B. 茵陈
    C. 三七
    D. 白芍

E. 金银花

62. 洋地黄类药物中毒的西药治疗方法是
　　A. 注射去甲肾上腺素
　　B. 口服或静滴氯化钾
　　C. 静脉输入葡萄糖注射液
　　D. 应用二巯基丙醇类
　　E. 使用中枢抑制药

63. 中毒后应先让病人保持安静,避免声音、光线刺激的药物是
　　A. 生草乌
　　B. 洋地黄类药物
　　C. 蟾酥及含蟾酥中成药
　　D. 马钱子及含马钱子的中药
　　E. 雷公藤及多苷片

64. 以下不属于乌头类药物中毒后解救和治疗方法的是
　　A. 清除毒物,如洗胃、导泻等
　　B. 用阿托品治疗心动过缓、传导阻滞
　　C. 让病人保持安静,避免声音、光线刺激
　　D. 利多卡因治疗异位心律失常
　　E. 甘草、绿豆煎汤饮用

65. 马钱子的成人一日常用量是
　　A. 0.1～0.3g
　　B. 0.3～0.6g
　　C. 0.01～0.03g
　　D. 0.03～0.06g
　　E. 0.06～0.09g

66. 生半夏的成人一日常用量是
　　A. 3.0～9.0g
　　B. 6.0～10.0g
　　C. 1.0～3.0g
　　D. 3.0～6.0g
　　E. 0.1～0.5g

67. 麻醉药临床应用指导原则不包括
　　A. 采用强阿片类药物治疗时,执业医师应慎重选择对疼痛患者有效的用药处方,并进行药物剂量和治疗方案的调整
　　B. 医师必须充分了解病情,与患者建立长期医疗关系
　　C. 开始阿片类药物治疗后,患者应至少每周就诊1次,以便调整处方
　　D. 强阿片类药物连续使用时间暂定不超过8周
　　E. 对癌症患者使用麻醉药品,应严格控制剂量与次数

68. 下列关于麻醉药处方管理描述错误的是
　　A. 未取得麻醉药品资格的医师不得开具麻醉药品处方
　　B. 麻醉药品处方保存期限为3年
　　C. 为住院患者开具的麻醉药品应当逐日开具,每张处方为1日常用量
　　D. 麻醉药品处方保存期满后,药房人员可自行处理,进行销毁
　　E. 医疗机构应当根据麻醉药品处方开具情况,按照麻醉药品品种、规格对其消耗量进行专册登记

69. 下列属于一类毒性中药材的品种是
　　A. 生甘遂
　　B. 生巴豆
　　C. 信石
　　D. 红粉
　　E. 生马钱子

70. 下列关于毒性中药管理的描述错误的是
　　A. 毒性中药收购、经营,由各级医药管理部门指定的药品经营单位负责
　　B. 收购、经营、加工、使用毒性中药的单位必须建立健全保管、验收、领发、核对等制度
　　C. 凡加工炮制毒性中药,可按各地炮制加

工企业的操作规程进行,但毒性成分含量必须符合《中华人民共和国药典》规定

D. 医疗单位供应和调配毒性中药,凭医师签名的正式处方,每次处方剂量不得超过2日极量

E. 制备含毒性中药的制剂,必须严格执行制剂工艺操作规程,在本单位检验人员的监督下准确投料,并建立完整的制剂记录,保存5年备查

71. 下列不属于乌头类药材的是
    A. 川乌
    B. 草乌
    C. 白附片
    D. 白附子
    E. 天雄

72. 下列中成药不含有马钱子的是
    A. 九分散
    B. 小活络丸
    C. 伤科七味片
    D. 疏风定痛丸
    E. 治伤消瘀丸

73. 下列关于马钱子叙述错误的是
    A. 常用砂烫法炮制
    B. 用量为0.3~0.6g
    C. 炮制后入汤剂
    D. 不宜生用
    E. 孕妇禁用

74. 砒霜的用量是
    A. 0.0009g
    B. 0.09g
    C. 0.009g
    D. 0.9g
    E. 0.03~0.075g

75. 关于中药使用说法错误的是
    A. 质地较轻或成分容易煎出的饮片如花、叶、草之类,用量不宜过大
    B. 质重或成分不易煎出的饮片如矿物、贝壳类,用量宜大
    C. 芳香走散的药物,用量宜大
    D. 过于寒凉的饮片,用量不宜过大
    E. 新鲜饮片因含有水分,用量则可更大些

76. 60岁以上老人的用药剂量相当于成人剂量的
    A. 1.5倍
    B. 3/4
    C. 3/5
    D. 1/2
    E. 1/4

77. 关于方寸匕说法错误的是
    A. 1方寸匕相当于现代的2.74mL
    B. 1方寸匕盛金石药末约为2g
    C. 1方寸匕盛草木药末约为1g
    D. 为古代量取药物的器具
    E. 1方寸匕相当于现代的5mL

78. 质地较重的药常用量为
    A. 9~18g
    B. 9~30g
    C. 9~45g
    D. 18~45g
    E. 30~45g

79. 质地较轻的药常用量为
    A. 1.5~4.5g
    B. 1.5~3.0g
    C. 2.0~4.0g
    D. 3.0~5.0g
    E. 6.0~9.0g

80. 原则上,药房贮用量不宜超过日消耗量的

A. 5倍
B. 10倍
C. 20倍
D. 30倍
E. 50倍

81. 宜存放在加盖瓷罐中的药物是
    A. 熟地黄
    B. 焦麦芽
    C. 焦山楂
    D. 焦神曲
    E. 升麻

82. 适宜在药斗中靠近存放的饮片是
    A. 形似的饮片
    B. 相反的饮片
    C. 相畏的饮片
    D. 细料饮片与其他饮片
    E. 处方中经常配伍应用的饮片

83. 须按照《麻醉药品管理办法》存放的是
    A. 川乌
    B. 草乌
    C. 雄黄
    D. 罂粟壳
    E. 斑蝥

84. 下列饮片宜单独存放的原因不是易沾染他药或易被污染的是
    A. 乳香面
    B. 没药面
    C. 青黛
    D. 血竭面
    E. 珍珠粉

85. 关于装斗说法错误的是
    A. 装斗应掌握先入者先出的原则
    B. 生姜等鲜药应尽量保持原貌,不需要洁净处理

C. 不常用饮片可以装一斗供多日调配
D. 饮片外观近似的饮片装斗时更要注意核准名签
E. 装斗人员要与仓库保管员紧密配合,由装斗人员将饮片日消耗量、短缺品种等信息,及时提供给仓库保管员

86. 质地松泡且用量大饮片应放的斗架位置是
    A. 最下层
    B. 中上层
    C. 上层
    D. 最上层
    E. 下层

87. 下列不用特殊存放的中药是
    A. 有不良嗅味的中药
    B. 有配伍禁忌的中药
    C. 贵细药
    D. 毒性中药和麻醉中药
    E. 煎煮时需要特殊处理的一般饮片

88. 中药处方的调配程序是
    A. 审方→计价收费→调配→复核→发药
    B. 审方→调配→计价收费→复核→发药
    C. 计价收费→审方→复审→调配→发药
    D. 审方→计价收费→复核→调配→发药
    E. 审方→复核→调配→计价收费→发药

89. 大挺指的是
    A. 二杠茸的主干
    B. 四岔茸的主干
    C. 三岔茸的主干
    D. 三岔茸的侧枝
    E. 二杠茸的侧枝

90. 属于五官科中成药非处方药的品种是
    A. 香砂养胃丸
    B. 明目地黄丸
    C. 防风通圣丸

D. 当归苦参丸

E. 参苏丸

91. 毛笔头是指

A. 辛夷花蕾未开放时的形状

B. 由表皮细胞特化而成的突起物

C. 覆盆子的聚合果呈圆锥形或球形

D. 白术根茎下端稍粗部分表面较大的瘤状突起

E. 乌药药材呈纺锤形,有的中间收缩成连珠状

92. 具有槟榔纹的药材是

A. 槟榔

B. 大黄

C. 地黄

D. 黄芩

E. 吴茱萸

93. 下列需要临方捣碎的饮片是

A. 石膏

B. 石斛

C. 砂仁

D. 车前子

E. 五味子

94. 中药饮片在调配过程不需要将其单独包装的是

A. 生石膏

B. 红花

C. 制川乌

D. 三七粉

E. 鹿角胶

95. "四大怀药"不包括

A. 牛膝

B. 白术

C. 山药

D. 地黄

E. 菊花

96. 造成大黄"十大九糠"的原因是

A. 虫蛀

B. 生长年限过长

C. 干燥时内部水分未彻底排出,又受到冰冻

D. 储藏温度过高

E. 储藏时间过长

97. 下列不是羚羊角的传统鉴别术语的是

A. 水波纹

B. 乌云盖顶

C. 血丝

D. 骨钉

E. 合把

98. 下列药材不具"朱砂点"特征的是

A. 苍术

B. 白术

C. 人参

D. 肉桂

E. 木香

99. 下列传统名词不属于蕲蛇特征的是

A. 方胜纹

B. 连珠斑

C. 龙头虎口

D. 铁线尾

E. 佛指甲

100. 下列茎木类药材不是以心材入药的是

A. 降香

B. 檀香

C. 苏木

D. 沉香

E. 松节

101. 下列属于应拒绝调剂的情况是

A. 处方日期超过2日的处方
B. 药味超过25味的处方
C. 非正式医师签字的处方
D. 含有需要临方炮制的处方
E. 药味中存在缺药的处方

102. 药材"二杠茸"指的是
A. 有2个侧枝的梅花鹿茸
B. 有1个侧枝的梅花鹿茸
C. 有2个侧枝的马鹿茸
D. 有2个侧枝的花鹿茸
E. 有3个侧枝的花鹿茸

103. 折断后有银白色胶丝的是
A. 藕节
B. 菟丝子
C. 杜仲
D. 败酱草
E. 柴胡

104. 不属于道地药材的是
A. 怀牛膝
B. 东山楂
C. 内蒙黄芪
D. 青陈皮
E. 杭白菊

105. 可用"结子斗"描述药材特征的是
A. 沉香
B. 石斛
C. 牡蛎
D. 川木香
E. 南沙参

106. 以下说法正确的是
A. 厚片的厚度为5~10mm
B. 单门是指具有一个侧枝的花鹿茸
C. 生药包括矿物药
D. 乌鸦头专指川乌块根干燥后枯瘦有棱，一端渐尖形似乌鸦头
E. 筋条指从三七主根上剪下的粗支根

107. 铁皮是指
A. 外皮颜色黑褐如铁的优质当归
B. 四川出产的皮色较黑的附子
C. 猪苓药材的皮黑肉白
D. 川木香的根呈圆柱形，根头发黑，表面棕褐如铁
E. 山参主根上端较粗的部分具细密、深的黑色横环纹

108. 关于处方调配，不正确的操作是
A. 鲜品与其他药物同放，但必须注明用法
B. 贵重药、毒性药须二人核对调配
C. 急诊处方应优先调配
D. 需要特殊处理的药品应单包并注明用法
E. 体积松泡而量大的饮片应先称

109. 将哪味药加水调和涂于指甲上，能将指甲染成黄色，不易擦去，俗称挂甲或透甲
A. 大黄
B. 牛黄
C. 黄连
D. 黄芩
E. 黄芪

110. 下列药物不属于七厘散处方的是
A. 血竭
B. 红花
C. 儿茶
D. 没药
E. 牛膝

111. 以下属于常用中成药处方药的是
A. 柴胡口服液
B. 三七片
C. 心通口服液

D. 当归丸
E. 明目上清片

112. 下列不属于中成药非处方药的遴选原则的是
    A. 使用方便
    B. 价格合理
    C. 应用安全
    D. 疗效确切
    E. 质量稳定

113. 清开灵注射液主治证是
    A. 气虚血瘀所致头晕目眩、半身不遂、胸闷心痛、心悸气短
    B. 热病,神昏,中风偏瘫,神志不清
    C. 阴虚血瘀所致胸闷胸痛
    D. 心悸怔忡、五心烦热、夜眠不安
    E. 肾阳不足所致泄泻、食少不化、面黄肢冷

114. 九一散的正确用法是
    A. 仅供外用
    B. 空腹温开水送服
    C. 饭后服
    D. 吞服或舌下含服
    E. 与食物同服

115. 属于伤食类中成药非处方药的是
    A. 香砂养胃丸
    B. 加味保和丸
    C. 六合定中丸
    D. 养血安神丸
    E. 参苏丸

116. 下列有关中成药用法的叙述,不正确的是
    A. 一般中成药均以温开水送服,但有的中成药须配伍适当的"药引"送服
    B. "药引"送服多起着引药归经、增强疗效、解除药物的毒性等作用

    C. 一般外用药不可内服
    D. 一般内服药均可外用
    E. 淡盐水送服六味地黄丸,可增强其滋阴补肾作用

117. 煎药器具不宜采用的是
    A. 瓦罐
    B. 砂锅
    C. 铁质容器
    D. 玻璃容器
    E. 搪瓷制器

118. 关于煎药的说法错误的是
    A. 煎药前应先用冷水浸泡药物半小时左右
    B. 应掌握好火候与时间,以防煎干或煎焦
    C. 汤剂应做到煎透榨干
    D. 对毒性、烈性中药的煎药用具应有明显标记
    E. 煎药过程中,质重坚硬的药物宜后下

119. 一般饮片在煎煮前应先用冷水浸泡约
    A. 5 分钟
    B. 10 分钟
    C. 30 分钟
    D. 60 分钟
    E. 90 分钟

120. 关于煎药用水及用水量说法错误的是
    A. 用水量多,能增加有效成分的溶出量
    B. 用水过多,汤液的量过大,不宜病人服用
    C. 用水过少,会造成"煮不透,煎不尽"
    D. 质地轻松的药材,煎药用水量宜多
    E. 质地坚实的药材,煎药用水量宜多

121. 关于煎煮过程中药材浸泡的说法错误的是
    A. 煎药前饮片浸泡有利于有效成分的

浸出

B. 在煎煮前必须用冷水在室温下浸泡

C. 浸泡的时间越长越好

D. 浸泡可以避免在加热煎煮时由于药材组织中淀粉、蛋白等糊化,有效成分不易渗出

E. 一般质地疏松的药材浸泡时间宜短

122. 关于煎药的火候说法错误的是
A. 文火火力较小,水分蒸发缓慢
B. 武火火力较大,水分蒸发较快
C. 火力强,煎煮效率高,药物的成分易煎出
D. 火力弱,煎煮效率低,药物的有效成分不易煎出
E. 煎药一般应"先文火后武火"

123. 治疗风寒感冒的药,其服用时间是
A. 饭前服
B. 饭后服
C. 睡前服
D. 早、中、晚三次服
E. 频服,以微汗出为度

124. 根茎类饮片含药屑杂质应小于
A. 4%
B. 2%
C. 3%
D. 6%
E. 8%

125. 有关麻醉品、一类精神药品的管理错误的是
A. 处方医师需要持有单位所在区县卫生局颁发的"麻醉药品使用资格证书"
B. 药剂科凭卫生行政部门发给的"麻醉药品购用印鉴卡"向指定的麻醉药品经营单位购买
C. 罂粟壳必须到国家食品药品监督管理

总局和各省市药品监督管理局指定的经营单位购买

D. 凭单位保卫部门开具的介绍信到所在地公安部门换开证明信,到指定经销单位购买并按指定线路运输

E. 医院各病区凭有效医师处方可到药库出库以补充基数

126. 动物类药含水分一般为
A. 2%～10%
B. 4%～11%
C. 5%～16%
D. 7%～13%
E. 8%～20%

127. 蜜炙药材水分不得超过
A. 10%
B. 12%
C. 13%
D. 14%
E. 15%

128. 多数含苷类药物在什么温度下干燥
A. 30℃
B. 25℃
C. 25℃～30℃
D. 55℃～60℃
E. 38℃～55℃

129. 以下各药属于极易泛油的中药是
A. 太子参
B. 莱菔子
C. 党参
D. 巴戟天
E. 独活

130. 药材储存时能使成分基本稳定的温度范围是
A. 5℃～30℃

B. 15℃~20℃

C. 5℃~20℃

D. 10℃~20℃

E. 5℃~35℃

131. 储存环境湿度过高而引起的药材变化不包括

A. 潮解

B. 溶化

C. 糖质分解

D. 霉变

E. 风化

132. 容易产生"变色"现象的药材是

A. 玫瑰花、款冬花

B. 天冬、麦冬

C. 枳实、枳壳

D. 乳香、没药

E. 丁香、肉桂

133. 防止发生霉变的仓库保管措施中错误的是

A. 温度应控制在25℃以下

B. 湿度控制在65%以下

C. 应具备通风条件

D. 应注意"勤查勤理"的原则

E. 注意季节变化，特别是夏季多雨季节

134. 易产生粘连的药材是

A. 冰片

B. 樟脑

C. 乳香

D. 琥珀

E. 鸡血藤

135. 导致动物药材产生"哈喇"味的变质现象是

A. 霉腐

B. 泛油

C. 潮解

D. 吸湿

E. 虫蛀

136. 气调养护中能有效杀虫的氧浓度是

A. 5%以下

B. 4%以下

C. 3%以下

D. 2%以下

E. 1%以下

137. 不属于虫害传播途径的是

A. 药材入库前已有害虫或虫卵潜伏

B. 包装物料内隐藏害虫或虫卵

C. 运输工具中带入害虫

D. 仓库中老鼠身体上的寄生虫

E. 临近仓库、货垛的商品生虫

138. 气味易散失的药材是

A. 富含挥发性成分的药材

B. 含糖类成分多的药物

C. 有鲜艳色泽的药材

D. 易风化的药材

E. 易"发汗"的药材

139. 对于苷类物质描述说法错误的是

A. 存在于植物体的复杂有机化合物

B. 极容易分解

C. 植物采集后必须迅速予以干燥

D. 含苷物质在55℃~60℃时酶会被破坏而失去作用

E. 光线和微生物不会影响其质量

140. 关于丸剂的贮存叙述错误的是

A. 蜜丸是最不易保存的一种剂型

B. 蜜丸贮藏期通常以1年半左右为宜

C. 水丸通常能贮存1年左右

D. 浓缩丸同水丸一样保管养护即可

E. 将水丸以纸袋、塑料袋或玻璃瓶包装、

密封即可防变质

141. 适用于颗粒较小中药粉末的干燥方法是
    A. 摊晾法
    B. 高温烘燥法
    C. 微波干燥法
    D. 木炭干燥法
    E. 石灰干燥法

142. 关于气调养护描述错误的是
    A. 气调养护需要在密闭的条件下进行
    B. 可造成低氧环境进而抑制害虫和微生物生长繁殖
    C. 可在高温季节里有效防止走油、变色、变味等现象
    D. 费用少、无残毒、无公害
    E. 不能抑制中药自身的氧化反应

143. 关于麝香的养护描述错误的是
    A. 毛壳麝香容易生虫,仓虫多蛀蚀毛囊
    B. 麝香仁不易生虫,但受潮后易发霉
    C. 麝香仁常因储存环境过于干燥,挥发性物质和水分极易散失,造成失润、干硬
    D. 储存麝香应使用油纸包好,放于铁盒内,再用大木箱封严
    E. 麝香宜与冰片混存,以防虫蛀

144. 关于细贵药的养护描述错误的是
    A. 海龙、海马极易生虫,且害虫细小,不易查见,可与花椒共存
    B. 冬虫夏草受潮后,应立即晾晒或用大火快速烘干
    C. 西红花为了保持色泽和防潮,可连同包装一同放石灰缸内保存
    D. 牛黄应该装入衬有棉花、软纸的铁盒或木盒中密封
    E. 鹿茸为了防止生虫可用70%的乙醇,均匀的喷洒在表面,密封保存

145. 关于饮片库房环境描述正确的是
    A. 环境密闭、阴凉及干燥,避免日光直晒,室温25℃以下,相对湿度75%以下
    B. 保持通风、阴凉及干燥,避免日光直晒,室温25℃以下,相对湿度75%以下
    C. 保持通风、阴凉及干燥,阳光充足,室温25℃以下,相对湿度75%以下
    D. 保持通风、阴凉及干燥,避免日光直晒,室温30℃以下,相对湿度75%以下
    E. 保持通风、阴凉及干燥,避免日光直晒,室温25℃以下,相对湿度80%以下

146. 可防止冬虫夏草生虫的药材是
    A. 吴茱萸
    B. 大蒜
    C. 西红花
    D. 细辛
    E. 石灰

147. 下列叙述错误的是
    A. 含挥发油多的药材切制后,干燥和贮藏温度都不宜太高
    B. 含糖分多的饮片容易吸潮
    C. 盐炙的饮片室温下会析出盐分故要密闭保存
    D. 种子类药材多贮存于缸、罐中
    E. 某些矿物类饮片常贮于密封容器内

148. 下列叙述错误的是
    A. 蜜丸是最不易保存的一种剂型
    B. 蜜丸贮藏期通常以1年左右为宜
    C. 将水丸以玻璃瓶包装、密封即可防变质
    D. 浓缩丸保管养护同水丸
    E. 水丸通常能贮存2年左右

149. 关于木炭干燥法说法错误的是
    A. 先将木炭烘干,然后用皮纸包好夹置在易潮易霉的中药内的方法
    B. 木炭不会与任何中药发生反应

C. 可以有效防止中药包装的内潮发热现象

D. 木炭一般用滤纸捆扎

E. 运输中常采用此方法

150. 关于摊晾法叙述不正确的是
    A. 将中药放在日光下摊开即可
    B. 适用于芳香类药材
    C. 主要适用挥发油类药材
    D. 酸枣仁、苦杏仁可以用此法干燥
    E. 此法是借助温热空气的流动,吹去水分而干燥的

151. 有效期药品制剂保存到有效期后几年
    A. 1 年
    B. 2 年
    C. 3 年
    D. 4 年
    E. 5 年

152. 有融变时限检查的剂型是
    A. 片剂
    B. 注射剂
    C. 软膏剂
    D. 栓剂
    E. 膜剂

153. 下列剂型检查项目中有软化点测定的是
    A. 片剂
    B. 注射剂
    C. 胶囊剂
    D. 栓剂
    E. 软膏剂

154. 有关药检人员的职责叙述错误的是
    A. 在药检室主任领导下做好本职工作
    B. 在工作中严格按照局级标准进行检验
    C. 检验记录应正确书写、签名、盖章,按年度装订成册,保存 3 年

D. 应全面了解药品制剂质量
E. 应采用准确可靠、操作简便的检验方法

155. 测定易挥发液体的相对密度一般采用的方法是
    A. 李氏比重瓶
    B. 色谱法
    C. 分光光度法
    D. 韦氏比重瓶
    E. pH 值测定法

156. 处方中出现下列名称应付蜜制品的是
    A. 肉豆蔻
    B. 百部
    C. 麦芽
    D. 乳香
    E. 麻黄

157. 下列不属于并开药名的是
    A. 二母
    B. 龙牡
    C. 茯神木
    D. 白蒺藜
    E. 猪茯苓

158. 处方写孩儿参应付
    A. 太子参
    B. 红参
    C. 生晒参
    D. 糖参
    E. 西洋参

159. 处方写苍术应付
    A. 米泔水制苍术
    B. 麸炒苍术
    C. 生苍术
    D. 苍术炭
    E. 茅苍术

160. 2010年版《中华人民共和国药典》规定蜈蚣的用量是
   A. 1~3g
   B. 2~6g
   C. 3~5g
   D. 5~10g
   E. 3~9g

161. 中药正名与别名匹配错误的是
   A. 八角茴香－大茴香
   B. 大血藤－红藤
   C. 川木通－白木通
   D. 瓜蒌－全瓜蒌
   E. 附子－白附子

162. 相须、相使配伍产生什么作用
   A. 协同作用,增强疗效
   B. 拮抗作用,降低疗效
   C. 减轻或消除毒副作用
   D. 产生毒副作用
   E. 相互制约

163. 下列属妊娠慎用药的是
   A. 牵牛子
   B. 莪术
   C. 麝香
   D. 肉桂
   E. 川牛膝

164. 下列属妊娠禁用药的是
   A. 红花
   B. 益母草
   C. 三七
   D. 枳实
   E. 冰片

165. 下列与药物制剂生物利用度相关的体外参数是
   A. 崩解度
   B. 溶出度
   C. 脆碎度
   D. 溶解度
   E. 溶散性

166. 中药处方中直接写药材的正名或炒制时,即付酒制的是
   A. 穿山甲
   B. 王不留行
   C. 海藻
   D. 山茱萸
   E. 厚朴

167. 吗啡注射剂用于治疗门诊癌症晚期患者时,处方1次不得超过
   A. 1日剂量
   B. 2日剂量
   C. 3日剂量
   D. 5日剂量
   E. 7日剂量

168. 下列关于生附子的使用描述错误的是
   A. 一般炮制后使用
   B. 孕妇慎用
   C. 不宜与半夏同用
   D. 不宜与贝母类中药同用
   E. 不宜与天花粉同用

二、B型题（标准配伍题）

答题说明：

以下提供若干组考题,每组考题共用在考题前列出的A、B、C、D、E五个备选答案。请从中选择一个与问题关系最密切的答案。某个备选答案可能被选择一次、多次或不被选择。

（169~170题共用备选答案）
   A. 相须
   B. 相使

C. 相畏
D. 相恶
E. 相杀

169. 黄芪配伍党参属于中药配伍中的
170. 人参配伍莱菔子属于中药配伍中的

（171~172题共用备选答案）
A. 甘遂与牵牛子
B. 巴豆与牵牛子
C. 乌头与贝母
D. 人参与丁香
E. 人参与三棱

171. 为十八反配伍的是
172. 为十九畏配伍的是

（173~174题共用备选答案）
A. 咖啡因
B. 可待因
C. 阿托品
D. 氨茶碱
E. 强心苷

173. 不宜与麻黄合用的药物是
174. 不宜与甘草合用的药物是

（175~176题共用备选答案）
A. 鹿角霜
B. 降香
C. 旋覆花
D. 西红花
E. 阿胶

175. 煎药时需要包煎的是
176. 需要烊化的是

（177~178题共用备选答案）
A. 包煎
B. 另煎
C. 先煎
D. 烊化
E. 后下

177. 含黏液质较多的饮片宜
178. 含较多挥发性成分的饮片宜

（179~180题共用备选答案）
A. 山茱萸
B. 五味子
C. 银杏
D. 香附
E. 桃仁

179. 采收加工需要去核的是
180. 药材炮制需要去毛的是

（181~182题共用备选答案）
A. 防风、防己
B. 柴胡、胡黄连
C. 猪苓、茯苓
D. 生龙骨、生牡蛎
E. 煅龙骨、煅牡蛎

181. "二苓"是指
182. "龙牡"是指

（183~184题共用备选答案）
A. 川芎
B. 泽泻
C. 山楂
D. 血余炭
E. 冰片

183. 可以减少口服药物胃肠吸收的药物是
184. 与谷丙胺合用增强治疗消化道溃疡作用的药物是

（185~186题共用备选答案）
A. 含朱砂的药物与溴化物
B. 含鞣质的中药与枸橼酸铁
C. 含钙离子的药物与洋地黄
D. 黄药子与四环素
E. 四季青与红霉素

185. 容易产生协同作用、增强毒性的中西药不合理配伍是

186. 容易产生有毒性沉淀的中西药不合理配伍是

（187～188题共用备选答案）
A. 意识模糊、识别能力下降、反应迟钝、理解困难
B. 倦怠乏力、头晕心悸、发热、皮肤紫斑
C. 口干、口苦、恶心、呕吐、食欲不振
D. 心悸、怔忡、胸闷、发绀
E. 呼吸急促、咳嗽、咳痰、哮喘

187. 属于造血系统的不良反应及药源性疾病的临床表现是
188. 属于循环系统的不良反应及药源性疾病的临床表现是

（189～190题共用备选答案）
A. 骨碎补与链霉素
B. 黄芩与维生素B
C. 乌头与洛贝林
D. 黄柏与四环素
E. 阿托品与蟾酥

189. 合用后,会影响药物吸收排泄的是
190. 合用后,会产生协同作用的是

（191～192题共用备选答案）
A. 天仙子
B. 生千金子
C. 巴豆
D. 生半夏
E. 生草乌

191. 上述药物心脏病、心动过速、青光眼患者及孕妇忌服的是
192. 体弱便溏者忌服的是

（193～194题共用备选答案）
A. 斑蝥
B. 何首乌
C. 龙骨
D. 牛黄

E. 川芎

193. 属于有毒药物的是
194. 属于贵重药材的是

（195～196题共用备选答案）
A. 轻粉
B. 生天南星
C. 生半夏
D. 生附子
E. 洋金花

195. 上述毒性中药中,不宜与乌头类药材同用的是
196. 上述毒性中药中,不宜与牵牛子同用的是

（197～198题共用备选答案）
A. 1/7～1/5
B. 1/4～1/3
C. 1/5～1/4
D. 2/3～1
E. 2/5～1/2

197. 按照《中国药典》规定的中药老幼剂量折算表,1～2岁幼儿的服用剂量相当于成人剂量的
198. 按照《中国药典》规定的中药老幼剂量折算表,6～9岁儿童的服用剂量相当于成人剂量的

（199～200题共用备选答案）
A. 质地较重的药材
B. 质地较轻的药材
C. 一般药材
D. 有毒药材
E. 贵重药材

199. 临床处方中,常用量为0.3～1g的是
200. 临床处方中,常用量为0.03～0.06g的是

（201～202题共用备选答案）
A. 12～30g
B. 15～60g

C. 1.5~4.5g
D. 0.3~1g
E. 0.03~0.6g

201. 鲜地黄的常用量按照2010年版《中国药典》规定是

202. 生石膏常用量按照2010年版《中国药典》规定是

(203~204题共用备选答案)
A. 3~9g
B. 1.5~4.5g
C. 9~45g
D. 0.03~0.6g
E. 0.3~1g

203. 磁石、生石膏等药物的临床常用量是
204. 灯心草、蔷薇花等药物的临床常用量是

(205~206题共用备选答案)
A. 乳香面与血竭面
B. 当归与川芎
C. 川乌与半夏
D. 血余炭与干漆炭
E. 人参与牛黄

205. 宜放在一起的是
206. 宜存放在加盖的瓷罐中的是

(207~208题共用备选答案)
A. 返砂
B. 抽沟
C. 毛笔头
D. 青皮白口
E. 松泡

207. 辛夷的鉴别特征是
208. 南沙参的质地特征是

(209~210题共用备选答案)
A. 金钱环
B. 金钱眼
C. 金井玉栏
D. 金包头
E. 金线吊葫芦

209. 秦艽药材根上部横断面所见环状纹理中央的四方形裂隙称为

210. 俗指毛知母根茎顶端残留的浅黄色叶痕及茎痕的是

(211~212题共用备选答案)
A. 有油条
B. 油点
C. 油头
D. 狮子头
E. 亮星

211. 杭麦冬药材久置或经夏后色渐转红的现象,称为

212. 药材横切后,在阳光下透视所见到的发亮的黏液质小点,称为

(213~214题共用备选答案)
A. 白芍
B. 牛膝
C. 杭菊
D. 白及
E. 天冬

213. 道地产区位于安徽亳州的是
214. 道地产区位于河南武陵的是

(215~216题共用备选答案)
A. 黄芩
B. 松贝
C. 桔梗
D. 天麻
E. 三七

215. 有"铜皮铁骨"特征的是
216. 怀中抱月是哪味药的性状鉴别特征之一

(217~218题共用备选答案)
A. 莲花
B. 菜花花胆

185

C. 菊花心

D. 楜枝

E. 吃青角

217. 具有 2 个侧枝的马鹿茸称为

218. 鹿茸茸体下部分出的小枝称为

(219~220 题共用备选答案)

A. 酒类

B. 鱼类

C. 生冷食物

D. 辣味食物

E. 茶

219. 服解表药,宜少食

220. 服温补药,宜少食

(221~222 题共用备选答案)

A. 风化

B. 风眼圈

C. 乌药珠

D. 乌鸦头

E. 乌金衣

221. 草乌块根干燥后枯瘦有棱,一端渐尖形似乌鸦头喙,俗称

222. 乌药药材呈纺锤形,有的中间收缩呈连珠状的称为

(223~224 题共用备选答案)

A. 疙瘩丁

B. 念珠斑

C. 念珠状

D. 疙瘩须

E. 疙瘩灵体

223. 白芷药材表面众多横向突起的皮孔称为

224. 山参主根较粗,状似疙瘩,参腿不明显者,称为

(225~226 题共用备选答案)

A. 白扁豆

B. 豆蔻

C. 地龙

D. 白芍

E. 白芷

225. 具有"白眉"特征的是

226. 具有"白颈"特征的是

(227~228 题共用备选答案)

A. 细辛

B. 附子

C. 地龙

D. 白芍

E. 大黄

227. 属于关药的是

228. 属于川药的是

(229~230 题共用备选答案)

A. 铁线纹

B. 珍珠点

C. 黄马褂

D. 朱砂点

E. 皮条须

229. 红参的特征是

230. 山参主根上部的特征是

(231~232 题共用备选答案)

A. 浸鼻嗅法

B. 摇听法

C. 推灰

D. 敲击法

E. 火试法

231. 用以检查麝香真伪的是

232. 用以判别罗汉果质量的是

(233~234 题共用备选答案)

A. 马牙贝

B. 元宝贝

C. 云头

D. 云纹

E. 五花层

233. 川贝母中炉贝的鳞茎呈长圆锥形状似马牙故称
234. 矿物药材信石中以红、黄、白、褐等色相间夹杂而成的花纹称为

(235~236题共用备选答案)
A. 毛茸
B. 吐丝
C. 返砂
D. 潮涌
E. 风化

235. 菟丝子加热水煮沸后的特征是
236. 芒硝贮存一定时间后变为粉末的现象是

(237~238题共用备选答案)
A. 川贝中的炉贝
B. 蕲蛇
C. 钉头
D. 款冬花
E. 覆盆子

237. 有"连三朵"鉴别特征的是
238. 有"佛指甲"鉴别特征的是

(239~240题共用备选答案)
A. 白颈
B. 白眉
C. 玉带束腰
D. 扫帚头
E. 方胜纹

239. 山慈菇假球茎上的1~2圈明显的金黄色环纹,称为
240. 蕲蛇的鉴别特征是

(241~242题共用备选答案)
A. 羊角
B. 鸡眼
C. 羊肚子
D. 鸡爪形
E. 狮子头

241. 冬虫夏草药材的子实体顶端膨大部分称为
242. 玄参药材弯曲,中部略粗,或上粗下细弯曲称为

(243~244题共用备选答案)
A. 莲花
B. 菜花胆
C. 菊花心
D. 砂眼
E. 骨豆

243. 银柴胡主根表面下凹的圆形须根痕称为
244. 鹿茸茸体基部突出的形如豆粒大小的突起称为

(245~246题共用备选答案)
A. 皮松肉紧
B. 皮刺
C. 尖蒂
D. 吐脂
E. 白瓤

245. 黄芪横断面的皮部疏松,木质部较结实,该特征是
246. 枳壳药材果皮顶端的花柱残基,该特征是

(247~248题共用备选答案)
A. 蚯蚓纹
B. 黄马褂
C. 鹤腿
D. 麻点
E. 鱼鳞甲

247. 生长年限长的人参,加工成红参后主根上部的栓皮木化不透明,色黯且黄,习称
248. 形瘦细长弯曲的白术称为

(249~250题共用备选答案)
A. 防风通圣丸
B. 小柴胡片
C. 辛芩颗粒

· 187 ·

D. 鼻渊舒口服液
E. 金嗓散结丸

249. 主治过敏性鼻炎、鼻窒等症的是
250. 用于鼻窦炎、鼻炎属肺经风热及胆腑郁热症的是

(251~252题共用备选答案)
A. 粗粉
B. 中粉
C. 细粉
D. 最细粉
E. 极细粉

251. 全部通过二号筛,但混有能通过四号筛不超过40%的粉末是
252. 全部通过四号筛,但混有能通过五号筛不超过60%的粉末是

(253~254题共用备选答案)
A. H
B. Z
C. S
D. T
E. B

253. 化学药品使用哪个字母表示
254. 生物制品使用哪个字母表示

(255~256题共用备选答案)
A. <-4℃
B. <4℃
C. 15℃~35℃
D. 35℃~40℃
E. 50℃~60℃

255. 害虫的致死低温区是
256. 害虫的致死高温区是

(257~258题共用备选答案)
A. 摊晾法
B. 高温烘燥法
C. 石灰干燥法
D. 木炭干燥法
E. 翻垛通风法

257. 人参、枸杞子、鹿茸采用的干燥法是
258. 一般在梅雨季节时采用的是

参 考 答 案

1. D	2. A	3. B	4. C	5. C	6. B	7. C	8. D	9. A	10. A
11. A	12. D	13. D	14. A	15. A	16. B	17. D	18. E	19. D	20. C
21. D	22. B	23. D	24. D	25. E	26. D	27. C	28. D	29. D	30. D
31. A	32. B	33. C	34. D	35. D	36. C	37. C	38. A	39. D	40. E
41. A	42. C	43. C	44. D	45. C	46. B	47. A	48. D	49. A	50. E
51. C	52. A	53. B	54. B	55. A	56. D	57. E	58. A	59. B	60. D
61. A	62. B	63. D	64. C	65. B	66. A	67. E	68. D	69. C	70. C
71. D	72. B	73. C	74. C	75. C	76. B	77. E	78. C	79. A	80. D
81. A	82. E	83. D	84. E	85. B	86. A	87. E	88. A	89. A	90. B
91. A	92. B	93. C	94. B	95. B	96. C	97. D	98. D	99. D	100. E
101. C	102. B	103. C	104. D	105. B	106. E	107. B	108. A	109. B	110. E
111. C	112. B	113. B	114. A	115. B	116. D	117. C	118. E	119. C	120. E
121. C	122. E	123. E	124. B	125. D	126. D	127. C	128. D	129. C	130. B

131. E	132. A	133. A	134. C	135. B	136. D	137. D	138. A	139. E	140. C
141. C	142. E	143. E	144. B	145. B	146. C	147. C	148. B	149. D	150. A
151. A	152. D	153. E	154. B	155. D	156. B	157. C	158. A	159. B	160. C
161. E	162. A	163. D	164. B	165. B	166. D	167. C	168. B	169. A	170. D
171. C	172. B	173. D	174. E	175. C	176. E	177. A	178. E	179. A	180. D
181. C	182. E	183. D	184. E	185. C	186. A	187. B	188. D	189. B	190. D
191. A	192. B	193. A	194. D	195. C	196. B	197. C	198. E	199. E	200. D
201. A	202. B	203. C	204. B	205. B	206. A	207. C	208. E	209. B	210. D
211. A	212. E	213. A	214. B	215. E	216. B	217. A	218. D	219. C	220. E
221. D	222. C	223. A	224. E	225. A	226. C	227. A	228. B	229. C	230. A
231. C	232. B	233. A	234. E	235. B	236. E	237. D	238. B	239. C	240. E
241. C	242. A	243. D	244. E	245. A	246. C	247. B	248. C	249. C	250. D
251. A	252. B	253. A	254. C	255. A	256. E	257. C	258. E		